胚胎遗留干细胞

屈竹青　著

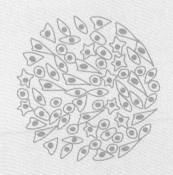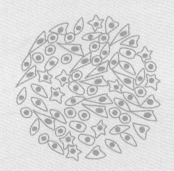

辽宁科学技术出版社
LIAONING SCIENCE AND TECHNOLOGY PUBLISHING HOUSE

拂石医典
FU SHI MEDBOOK

内容简介

胚胎遗留干细胞概念的提出，最初与癌症的细胞起源假说有关；这一细胞也曾被认为是成体多能干细胞的潜在来源。新的研究发现，成体组织含有两种不同类型的原始干细胞：骨髓来源的成体多能干细胞和骨骼肌分离的胚胎期样神经肌肉干细胞，而后者才具备胚胎遗留干细胞及疾病组织前体细胞的生物特征。本书分为两部分。第一部分全面系统地介绍了有关两种原始干细胞的分离和鉴定，重点在胚胎期样干细胞不同于其他种类干细胞的分化潜力、胚胎遗留干细胞生物特征、与肿瘤和肌肉变性疾病的联系，以及在成体组织的定位。第二部分介绍了最新研究发现：单一胚胎期样干细胞在体外分化生成了类原始纹状体、黑质、红核和网状结构亚克隆。研究胚胎遗留干细胞，将深化和改进我们对数种疑难疾病始发细胞机制的认识，从而探讨新的防控策略，目标于恶性肿瘤、Duchenne 型肌营养不良及神经变性疾病等。

图书在版编目（CIP）数据

胚胎遗留干细胞 / 屈竹青著 . -- 沈阳：辽宁科学技术出版社，2025.6.
ISBN 978-7-5591-4216-0

Ⅰ . R32

中国国家版本馆 CIP 数据核字第 2025TW1330 号

出版发行：辽宁科学技术出版社
　　　　　北京拂石医典图书有限公司
地　　址：北京海淀区车公庄西路华通大厦 B 座 15 层
联系电话：010-88581828/024-23284376
E - m a i l：fushimedbook@163.com
印 刷 者：东港股份有限公司
经 销 者：各地新华书店

幅面尺寸：170mm×240mm
字　　数：194 千字　　　　　　　　　　印　　张：11.75
出版时间：2025 年 6 月第 1 版　　　　　印刷时间：2025 年 6 月第 1 次印刷

责任编辑：陈　颖　　　　　　　　　　　责任校对：梁晓洁
封面设计：君和传媒　　　　　　　　　　封面制作：王东坡
版式设计：天地鹏博　　　　　　　　　　责任印制：丁　艾

如有质量问题，请速与印务部联系　　　　联系电话：010-88581828

定　　价：98.00 元

屈竹青（Zhuqing Qu-Petersen），博士，干细胞科学家。早年主修医学生理学，此后主攻运动生理学，并于北京体育学院（现北京体育大学）获得硕士（1989 年）和博士学位（1993 年）。曾任医学生理学和运动生理学讲师。此后二十多年里，分别在美国匹兹堡大学和丹麦哥本哈根大学附属国家医院从事干细胞领域研究工作，主要为组织来源多能干细胞的分离与鉴定。曾任研究助理教授、高级研究员等职。作为数项干细胞研究课题的主要研究者（Principal Investigator），已经主持鉴定了两种成体组织来源的新型多能干细胞，包括一种胚胎遗留干细胞。目前已退休，但仍专注于干细胞领域的基础研究。

干细胞是指具有自我更新能力和多种分化潜能的细胞。根据其发育阶段，干细胞可分为胚胎干细胞（embryonic stem cell）和成体干细胞（adult stem cell）。胚胎干细胞为全能干细胞，分离于胚胎早期胚泡内细胞团，能够无限增殖，并分化为所有三胚层的组织和细胞，具有形成完整个体的能力。成体干细胞为多能干细胞，是存在于成熟组织和器官中的原始细胞，失去发育成完整个体的能力，分化潜能受到一定程度限制，但具有分化出多种组织细胞的潜能。在成体多能干细胞中，目前研究较多的有原始造血干细胞、间充质干细胞、神经干细胞等。多能干细胞能够生成相关组织的不同分化细胞，在特殊环境条件诱导下，也表现了跨越组织或胚层的分化潜能。干细胞研究的目标之一，是利用干细胞的自我更新和多向分化能力，产生健康的组织细胞，通过细胞移植，从而取代和修复疾病与损伤的器官和组织。

新的研究证据表明，由正常成体骨骼肌组织能够分离出另一种原始多能干细胞，具备自我更新能力，以及在成体组织分化为胚胎期样神经和肌肉细胞的潜能，却缺乏分化为功能性成熟组织细胞的能力。根据其分化能力和在成体组织的非生理功能特征做出的定义，这是一种胚胎遗留干细胞，也称为成体组织分离的神经上皮成肌干细胞（neuroepithelial myogenic stem/progenitor cell，NEMP）。基于癌症与胚胎组织的类似性，科学家很早便提出假设，癌症起源于胚胎期残留的组织或细胞。然而，很长时间内缺乏对单一原始干细胞的分离、纯化与鉴定。在学术界，有关胚胎遗留干细胞是否存在，这一细胞与成体多能干细胞之间差异等问题缺乏明确的认识，研究人员通常将胚胎期样干细胞与成体多能干细胞相提并论。

分离和鉴定这一胚胎期样干细胞的工作是与另一种骨髓来源的原始多能干细胞，前期称为骨髓来源的成肌细胞（bone marrow–derived myogenic cell，BMMC）相对照而完成。在体外细胞培养条件下，骨髓来源的原始细胞可大量增殖，表达多种组织前体细胞标志物，在体内和体外实验中，均表现了分化为成年期骨骼肌前体细胞的能力，并能够再生和修复肌细胞损伤的小鼠。这些研究结果清楚地说明，成体组织存在两种生物功能截然不同的多能干细胞：

一种是成体多能干细胞，具有成体组织细胞分化能力；另一种是胚胎期样多能干细胞，具有胚胎神经和肌肉细胞分化能力。只有后者才具备胚胎遗留干细胞的分化与生物功能特征。这些重要发现，不仅证实了胚胎期样干细胞在成体组织的存在，同时指出，这一原始细胞与成体多能干细胞之间生物特性的差别。更为重要的是，检查原始细胞在成体组织的分化命运发现，NEMP具备已预测多年的、胚胎期样、癌症始发细胞的生物学特征。也首次发现，NEMP与肌肉疾病 Duchenne 型肌营养不良变性肌纤维的形成相关联。

有关 NEMP 的研究涉及干细胞、发育、肿瘤、组织变性疾病等交叉学科领域。本书旨在分两部分介绍有关胚胎遗留干细胞的研究工作。第一部分"分化、生物功能和疾病起源"，以前期发表的实验结果为基础，系统地阐述了有关两种原始细胞的研究工作，重点在论述分离、鉴定和证实胚胎期样干细胞所面临的特殊性和挑战性（第1章、第2章），并在一个更为深广的层面，论述胚胎期样原始细胞不同于其他种类干细胞的分化潜力（第3章）、生物功能特征（第4章），及其与数种疾病组织细胞起源的联系（第5章、第6章）。在第一部分的后两章，则论述了在成体骨骼肌组织定位 NEMP 的实验及结果（第7章），并提出了研究方案，以进一步探讨胚胎期样干细胞始发不同疾病组织的细胞机制（第8章）。第二部分"生成类基底神经节亚克隆"，为首次报道的实验结果，集中于检查和鉴定 NEMP 通过克隆分化形成基底神经节及相关神经核亚克隆，包括类纹状体（第10章）、类黑质/被盖腹侧区（第11章）、类红核组（第12章）和类网状结构亚克隆（第13章）。这些结果是对 NEMP 胚胎遗留干细胞生物特性的有力支持。

分离、鉴定和证实这一新型的原始神经肌肉前体细胞，揭示了一种隐匿于成体组织的胚胎遗留干细胞，具备生成原始脑、基底神经节和多种神经核的分化潜能。这些发现不仅将扩展对基底神经节及相关神经核细胞起源、组织结构的基本了解，并将深化和改进我们对数种疑难疾病始发细胞机制的认识，从而探讨新的预防和治疗策略，目标于多种疾病，包括恶性肿瘤、Duchenne 型肌营养不良及神经变性疾病等。

>> 目录

第二部分　生成类基底神经节亚克隆

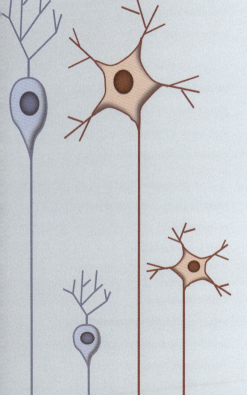

第一部分

分化、生物功能和疾病起源

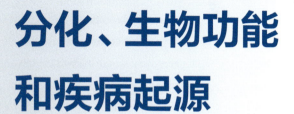

缩略词

ABCG2	ATP-binding cassette, ABC G2	MSC	mesenchymal stromal cell
AD	Alzheimer's disease	MRFs	muscle regulatory factors
ALP	alkaline phosphatase	MyHC	myosin heavy chain
AT/RT	atypical teratoid/rhabdoid tumor	Nb	neurobasal medium
BDNF	brain-derived neurotrophic factor	NEMP	neuroepithelial myogenic stem/ progenitor cell
bFGF	basic fibroblast growth factor	NEMP-c	NEMP-clonal
bHLH	basic helix-loop-helix	NF	neurofilament protein
Bmi-1	B cell-specific Moloney murine leukemia virus integration site 1	NFT	neurofibrillary tangle
BMD	Becker muscular dystrophy	NSE	neuron-specific enolase
BMMC	bone marrow-derived myogenic cell	Pax3	paired box 3
CDKI	cyclin dependent kinase inhibitor	Pax7	paired box 7
Chat	choline acetyltransferase	PD	Parkinson's disease
CNS	central nervous system	PDGFRα	platelet-derived growth factor receptor α
CSC	cancer stem cell	p-NEMP	primitive NEMP
Dev-MyHC	developmental myosin heavy chain	PNET	primitive neuroectodermal tumor
DMD	Duchenne muscular dystrophy	RF	revertant fiber
EGF	epidermal growth factor	RMS	rhabdomyosarcoma
FACS	fluorescence-activated cell sorting	RT-PCR	reverse transcription polymerase chain reaction
FGF-2	basic fibroblast growth factor	Sca-1	stem cell antigen 1
FISH	fluorescence in situ hybridization	SCID	severe combined immunodeficient
GFAP	glial fibrillary acidic protein	SMMt	spindle-shaped mosaic myotube
GFP	green fluorescent protein	SGZ	subgranular zone
HD	Huntington's disease	SP	senile plague
HSC	hematopoietic stem cell	SP	side population
MAP2	microtubule-associated protein 2	s-NEMP	self-renewing NEMP
Mdm2	mouse double minute 2	Stat3	signal transducer and activator of transcription 3
MDSC	muscle-derived stem cell	SVZ	subventricular zone
MBP	myelin basic protein	Th	tyrosin hydroxylase
Mdx	X-linked muscular dystrophy	vWF	von Willebrand factor
Mdx nu/nu	mdx mice with immunodeficiency		

第1章 原始多能干细胞的分离与鉴定：
干细胞特性、分化能力和生物功能

摘要

　　由成体小鼠骨骼肌和骨髓能够克隆分离出两类原始多能干细胞，表达干细胞分子标志物，但具有不同的生长特性、多向分化潜力及生物学功能。在类似的体外培养和体内移植实验条件下，由骨骼肌分离的原始细胞具备神经上皮干细胞和胚胎肌肉祖细胞的双向分化潜能，能够生成胚胎期样神经细胞和成肌细胞，却缺乏分化为功能性成年期骨骼肌前体细胞的能力。与此相对照，由骨髓分离的原始细胞则具备高度增殖能力，其增殖细胞表达了肌肉、神经、血液与血管谱系多种前体细胞的分子表型，并能够分化为功能性成年期肌肉前体细胞。

第一节　成体组织原始干细胞的克隆分离

一、分离原始多能干细胞的意义、挑战与可行性

　　研究成体多能干细胞，首先需要从组织中分离并获取纯化的原始干细胞。从干细胞基本特征看，不同于成体组织中的分化细胞，多能干细胞通常为非分化的原始细胞，具有高度自我更新能力，以及起始于单一原始干细胞的、向多种组织细胞分化的潜能。从组织来源看，不同于胚胎干细胞具有确定的胚泡起源，成体组织种类多样，结构组成各异，根据组织来源与细胞分化潜力的不同，成体组织分离的干细胞也表现了多样性和功能差异。因此，发展单细胞水平的细胞分离与鉴定，不仅是研究原始多能干细胞分化命运与等级

制的最佳方式，也是分析与证实成体组织不同种类多能干细胞及其生物功能特征的必然选择。

从成体组织分离原始多能干细胞面临数项挑战：原始干细胞数量极为稀少、在成体组织通常定位不明、缺乏或只有很少特异性分子标志物，因此有必要选择合适的目标组织，并设置可行的分离策略。过去二十多年里，对骨髓与骨骼肌来源的干细胞已进行了大量研究，积累了较丰富的参考资料，这是使用骨髓与骨骼肌作为供体组织来分离两类原始多能干细胞的初衷之一。

由骨骼肌和骨髓分离具有成肌细胞分化能力的多能干/祖细胞主要有两种方法。第一种方法是使用荧光活化细胞分选技术，利用预先设置的细胞表面特异性分子标志物，从成体组织中分离亚组分细胞。这一技术最常被使用于由骨髓和循环血液中富集原始造血干细胞，也被使用于由骨骼肌组织中分离不同亚组分细胞，包括肌肉前体细胞、间充质组织细胞、血管前体细胞等。第二种方法则是利用干细胞的生长特性，使用克隆分离法，由骨骼肌原代细胞培养中发展纯化的干细胞克隆。为了从骨骼肌和骨髓组织中分离少量的多能干细胞[1]，使用了后一种方法。

为分离多能干细胞，供体动物首先选择了实验小鼠，因为其体积小，有利于对整体目标组织的分析，从而可缩小取材范围的影响。如果考虑到成年小鼠腓肠肌与成年人腓肠肌在体积上的巨大差异，便可发现，在分离与证实成体来源原始多能干细胞的研究中，使用小鼠作为供体动物的优势。从实践的观点看，亦将有利于原始多能干细胞的成功分离。在早期工作中，也曾试图从健康成年人骨骼肌活检样品中分离多能干细胞。每一活检肌肉样品重 $100 \sim 200mg$，约相当于成年小鼠腓肠肌的重量。与同样重量小鼠骨骼肌组织相比，使用克隆分离法，虽然也能从成年人肌肉活检样品中分离出比肌肉卫星细胞更具增殖潜力的成肌细胞集落，但均未分离出具有高度自发性成神经与成肌细胞双向分化潜能的原始干细胞。其结果部分支持使用小鼠肌组织分离单一胚胎期样原始多能干细胞的可行性与有效性。其结果也表明，由人体骨骼肌分离胚胎期样原始干细胞可能应有新的思路并设置不同的策略。

二、分离神经上皮成肌干细胞（NEMP）的基本策略与程序

为了从骨骼肌中分离原始多能干细胞 NEMP，选取了正常成年期实验小鼠（年龄 5 周）。由小腿后群肌取材，主要包括腓肠肌的外侧肌、内侧肌和少量比目鱼肌。骨骼肌组织由大量圆柱形的肌纤维组成，每根肌纤维是一个

多核的肌细胞。骨骼肌纤维由结缔组织环绕，并维持成平行状排列，结缔组织内含有丰富的毛细血管网和外周神经纤维。每根肌纤维也分布有肌肉卫星细胞，这是一种梭形的单核细胞，位于肌纤维的肌膜与基底膜之间。肌肉卫星细胞是骨骼肌的前体细胞，具有修复损伤肌纤维的功能。

由骨骼肌分离原始多能干细胞，需要以下 3 个步骤。

第一步，需要将肌肉样品切为 $1mm^3$ 左右的小块，用数种消化酶（胶原酶、分散酶、胰蛋白酶等）相继对肌肉组织进行孵育、消化，从而获得各种分离的单细胞，包括成肌细胞——主要为肌纤维分离的肌肉卫星细胞，以及大量非成肌细胞——如由间质组织分离的成纤维细胞、脂肪细胞、血管内皮细胞及其他肌肉组织的组成细胞等。正常成年小鼠腓肠肌约重 150mg。研究显示，从成年小鼠每 1 克骨骼肌组织中，能够分离出 50 000 个肌肉卫星细胞[19]。以此含量推算，小鼠腓肠肌含有约 7500 个肌肉卫星细胞。这些细胞仅为成体肌肉组织细胞总数的一小部分，由腓肠肌组织消化后的细胞数可达数十万。

第二步，将根据消化后细胞的黏附特性和在培养皿中贴壁速率的不同，分离出内含原始干细胞的亚组分细胞。原始多能干细胞通常体积小，具有非聚集特性，在培养皿中贴壁速率慢，需要数天才能贴壁生长。而由成体肌组织消化后获取的大量分化细胞（包括成肌细胞和非成肌细胞）易聚集成团，或在种植于培养皿后，快速贴壁。因此，可通过过滤移去细胞团块，以及使用预贴壁法移去早期贴壁细胞，以此分离出非聚集的慢贴壁亚组分细胞，并含有少量原始多能干细胞。这一亚组分细胞含量约为肌肉卫星细胞数量的 3% ～ 4%。

第三步，使用克隆分离法，由这一亚组分的细胞中分离出具有克隆形成能力的原始多能干细胞。在原代细胞培养中，有可能缺乏适当的诱发信号，单一原始多能干细胞在 96 孔培养盘的单孔中极难分裂与增生。因此，使用了有限稀释技术，将所收集的亚组分细胞种植在低细胞密度条件下（15 ～ 30 个细胞 /cm²），单一原始干细胞能够生长、增殖并发展为初级克隆；而大部分其他亚组分细胞在短期增殖后快速分化，或缺乏增殖能力。使用这一方法，从 130mg 小鼠后肢肌中，可分离出一个初级克隆（图 1-1A）。为验证分离克隆的单细胞来源，对部分收集的初级克隆进行了第二次克隆分离。单一克隆（次级克隆）能够被成功地从初级克隆细胞中分离。结果证实了初级克隆的单细胞来源，同时表明，在初级克隆细胞中只含有一个原始干细胞，具备二次克隆形成能力，其余则为原始干细胞的早期分化细胞。

三、分离骨髓来源的原始多能干细胞（BMMC）的主要程序

为了从骨髓分离原始多能干细胞初级克隆，使用了类似的方法，但在第一步中，仅制备和使用了一种含胶原酶的肌肉抽提液[1]。使用正常成年期实验小鼠（年龄7周）为供体。由小鼠的股骨腔内吸出骨髓，将骨髓细胞置于肌肉抽提液中孵育1小时。此后，依据上述由骨骼肌分离原始干细胞的第二、第三个步骤，发展骨髓原始多能干细胞的初级克隆（图1-1B）。根据所分离的初级克隆数目，原始多能干细胞含量为骨髓有核细胞总数的0.001‰～0.01‰。

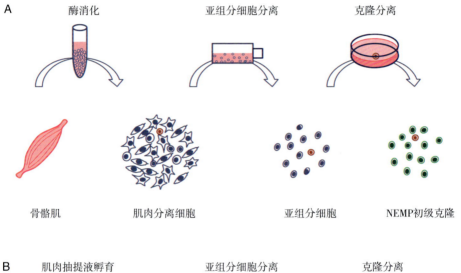

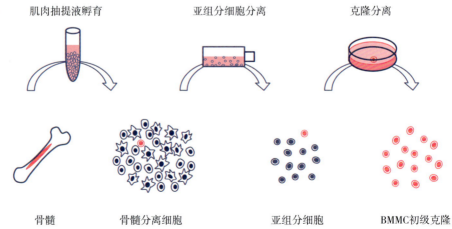

图1-1　由成体骨骼肌和骨髓分离原始多能干细胞的程序

四、原始多能干细胞的扩增和细胞组分

以骨骼肌分离的原始多能干细胞为例，使用有限稀释技术或低密度稀释法，从肌肉组织中分离发展干细胞克隆约需时两周，所形成的初级克隆由 50 ～ 100 个细胞组成。在相差显微镜下，克隆细胞呈小圆形或多种形态，胞体周围有发亮的光圈，细胞之间有明显的非接触性抑制，不表现聚集性生长。在分离与发展多能干细胞克隆时，使用了含有 20% 血清的生长培养液[1]；在获取初级克隆后，细胞将维持在生长培养液中逐步扩增。在分离细胞的早期培养中，骨骼肌来源的单克隆细胞组分极难大量增殖，推测其原因有可能与传代培养过程中原始干细胞的丢失有关，因此，合并了数个初级克隆一起扩增。对骨髓分离的原始细胞克隆采用了类似的扩增方法。增殖后的两组分细胞依其分化能力，分别称为成体组织分离的神经上皮成肌干细胞（neuroepithelial myogenic stem/progenitor cell，NEMP）和骨髓来源的多能干细胞（第二章第四节），后者在早期也称为骨髓来源的成肌细胞（bone marrow-derived myogenic cell，BMMC）。

为分析干细胞的多向分化与等级制，对两类细胞传代培养过程中第 3 ～ 6 代、第 8 ～ 12 代、第 16 ～ 20 代等不同时期的增殖细胞分别进行了鉴定，包括细胞的分子表达类型、生长特性与分化功能。另外，对使用两次克隆分离法，发展于骨骼肌的单一克隆组分（NEMP-c），在系列扩增后，也进行了鉴定与分析，主要包括早期和中期的增殖细胞。

第二节　干细胞标志物与自我更新能力的检测与分析

一、NEMP 和 BMMC 干细胞分子标志物的表达

将原始细胞从组织分离出来后，首先对分离细胞的干细胞特性，主要包括干细胞的特异性分子标志物和自我更新能力进行了分析。使用反转录聚合酶链反应（reverse transcription polymerase chain reaction，RT-PCR）、免疫细胞化学、流式细胞术等，检测与分析了 NEMP 和 BMMC 干细胞标志物的表达。使用细胞主要为 NEMP 和 BMMC 的早期（第 3 ～ 6 代）和中期（第 8 ～ 12 代）增殖细胞。基于分离细胞的骨髓和骨骼肌来源，以及早期增殖

与分化细胞的形态特点，除了检测全能干细胞标志物外，重点分析了与肌肉、神经、血液细胞谱系相关的干/祖细胞分子标志物。

结果表明，在 NEMP 和 BMMC 的早期增殖细胞中均未检测到胚胎干细胞或全能干细胞标志物 Oct-4 和 Nanog。然而，检测细胞表面分子标志物发现，11% ～ 12% 的 NEMP 和 BMMC 中期增殖细胞及 46% ～ 47% 的后期增殖细胞表达了干细胞抗原 1（stem cell antigen 1，Sca-1），60% 的 NEMP 和 30% 的 BMMC 增殖细胞表达了 ABCG2。ABCG2 是 ATP 结合家族（ATP-binding cassette）G2，在干细胞中通常高表达。BMMC 中期增殖细胞也分别表达了 CD34（28%）和 CD24（60%）。Sca-1 和 CD34 为传统造血干/祖细胞标志物。Sca-1 蛋白标记鼠类原始造血干细胞，而 CD34 是人类造血干细胞和鼠类造血祖细胞的主要标志物。CD24 主要分布于免疫系统的 B 细胞、激活的 T 细胞；有报道，CD24 也在成神经细胞中表达 [2]。BMMC 细胞表达 CD34 和 CD24 符合其骨髓来源的基本属性。而同时表达 Sca-1 和 CD34 的细胞组分，也被报道在由新生期小鼠骨骼肌分离的多能干细胞的增殖细胞中，是某些成肌干细胞的表型之一 [17]。

RT-PCR 分析 NEMP 和 BMMC 增殖细胞（第 3 代）发现，两种细胞都表达了神经干细胞标志物巢蛋白（nestin）和成肌细胞标志物 MyoD、myogenin mRNA。在 NEMP，myogenin mRNA 高水平表达，是 BMMC 的 3.41 倍。Nestin 属于中间丝蛋白，是神经干细胞最重要的标志物，主要分布在神经干细胞及神经前体细胞 [3]。MyoD 与 myogenin 都属于碱性螺旋 – 环 – 螺旋（basic helix-loop-helix，bILH）转录因子家族成员。MyoD 基因在肌肉前体细胞表达，在肌肉分化中起关键控制作用 [4]。据报道，在哺乳动物胚胎肌肉发育过程中，这些转录因子能被检测在体节的成肌细胞；但在鸟类，MyoD 基因则最早在上胚层细胞被激活 [5]。此外，98.7% 的 NEMP 细胞表达了很强的神经上皮干细胞标志物 musashi-1 蛋白，84.9% 的 BMMC 细胞也表达了强度不一的 musashi-1 蛋白。而胶质原纤维酸性蛋白（glial fibrillary acidic protein，GFAP）的表达，则仅被检测在 NEMP 和 NEMP-c 的增殖细胞中。GFAP 是成体神经干细胞和星形胶质细胞的标志物 [20]。使用免疫荧光双染色对细胞的分析发现，在 NEMP 与 NEMP-c 的早期增殖细胞中，检测到复合表达 GFAP 和 MyoD 抗原活性的细胞，从分子表达水平揭示，存在神经肌肉双向分化潜能的干细胞。在图 1-2 中，列举了 NEMP 和 BMMC 表达主要干/祖细胞分子标志物的检测结果。

上述分析干细胞分子标志物的结果指出：NEMP 表达神经干细胞和成肌

细胞的多种标志物，证实其独特的神经肌肉干细胞分子表达特征；而 BMMC 增殖细胞表达肌肉、血液、神经谱系多种前体细胞分子标志物，表明其具有多种组织细胞的分化潜能。

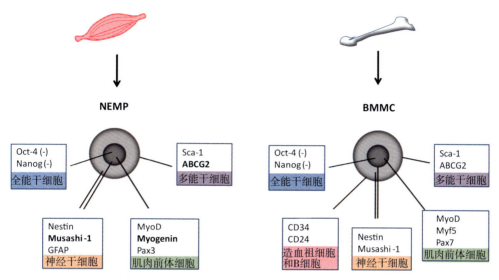

图 1-2　NEMP 和 BMMC 表达的主要干 / 祖细胞分子标志物

二、NEMP 和 BMMC 自我更新能力的差别

干细胞的功能特征之一是具有高度自我更新能力。干细胞可通过对称分裂，产生两个遗传特性完全一样的干细胞；也可通过不对称有丝分裂，产生两个子代细胞，一个保留亲代干细胞的生长、增殖特性和全部分化潜能，另一个分化为定向祖细胞。传统上，对原始多能干细胞自我更新能力的研究主要使用体外克隆形成实验和传代实验间接反映干细胞的自我复制和自我维持能力。在对 NEMP 进行的分离实验中，发现原始细胞的奇特生长方式。当收集单一 NEMP 初级克隆细胞并以低细胞密度种植于培养皿后，只有其中一个细胞可重新发展为新的克隆（次级克隆），其他细胞则不具备克隆形成能力。进一步的分析也发现，初级克隆和次级克隆在体外均具备分化为神经元、胶质细胞和成肌细胞的潜能（图 1-3）。结果不仅说明初级克隆内有一个原始干细胞，也证实这一干细胞的自我更新能力，而其他细胞则应为多能干细胞的早期分化细胞。

两次克隆形成实验所证实的 NEMP 自我更新能力极其重要。这是在常规细胞培养条件下 NEMP 不对称分裂的体外表现，也有可能反映了这一原始多能干细胞在体内被激活后，自我维持产生生物效应的某种方式。因此，含有单一原始干细胞的初级克隆，有可能提供了一种新型的离体分析方式，在单细胞水平研究原始多能干细胞的自我更新能力与分子调控机制。

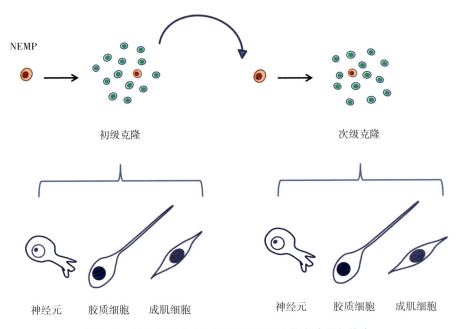

图 1-3   两次克隆形成实验揭示 NEMP 的自我更新能力

在培养至第 16～20 代的 NEMP 细胞中，少量细胞维持干细胞的克隆形成能力，以及分化为神经元、胶质细胞和成肌细胞的潜能，表明原始 NEMP 在以自发性多向分化为特征的长期增殖过程中，仍具有高度自我更新的能力。

目前，尚未对骨髓来源单一初期克隆的扩增细胞进行分析。但有关 BMMC 生长能力的研究表明，不同于 NEMP，在相同的细胞培养条件下，BMMC 的扩增细胞都表现了间质细胞或成肌细胞的分化潜能。虽然 BMMC 增殖细胞能够程度不等地或复合性地表达多能干细胞和多种组织前体细胞标志物，但均具有骨骼肌前体细胞的分化潜能。在传代培养实验中，当细胞倍增次数超过 60 次以后，BMMC 增殖细胞依然表达干细胞标志物、保留骨骼肌前体细胞分化能力，并能够产生成肌细胞集落。这些结果提示，BMMC 在长期的细胞增殖过程中，具有多能干细胞的自我维持潜能。

第三节　原始多能干细胞在体外的成肌细胞分化

一、成肌细胞在体外分化的分子与功能特征

在常规细胞生长培养条件下，NEMP 和 BMMC 的早期扩增细胞都表达了成肌细胞标志物 MyoD，证实这两类细胞的成肌分化能力。然而，两种原始细胞所产生的成肌细胞类型及其分化程序却有明显差别。为了解两种原始干细胞肌肉谱系分化特点与等级分化差异，除了检测早期增殖细胞的成肌细胞标志物外，也检测了相关标志物在中、后期增殖细胞中的表达。分析包括肌肉调节因子家族成员 MyoD、Myf5、myogenin，以及与骨骼肌发育相关的两种配对盒家族转录因子 Pax3（paired box 3）和 Pax7（paired box 7）。Pax3 是胚胎骨骼肌祖细胞的重要标志物，Pax7 则是新生期和成年期骨骼肌前体细胞——肌肉卫星细胞的主要标志物之一[6, 7]。

以往的研究已发现，由骨骼肌分离的成肌细胞在体外培养时，生长和分化通常遵循特定的程序，并具有鲜明的功能特征。当培养基中有生长因子刺激时，成肌细胞可分裂、增殖；而当生长因子被移去，或在细胞分化因子刺激下，成肌细胞则停止分裂，退出细胞周期，相互融合形成多核的肌管。成肌细胞在体外的这种生长和分化，实则是骨骼肌成肌细胞在体内增生、分化、产生新肌纤维的重演。因此，对 NEMP 和 BMMC 增殖细胞在体外成肌分化能力的鉴定，除了分析上述肌肉特异性基因的表达外，也分析了在分化培养液中细胞形成肌管的能力。

二、NEMP，但不是 BMMC 具备早期胚胎神经肌肉细胞分化能力

首先，分析 NEMP 和 NEMP-c 扩增至第 3～6 代的细胞揭示，这一原始干细胞在增殖早期的"成肌性分化"是以独特的神经肌肉细胞分化为特征。即使生长在常规细胞培养条件下，增殖细胞中出现了除成肌细胞外，亦具有神经元和胶质细胞典型形态的多种分化细胞。使用 RT-PCR，在增殖细胞中检测到成肌细胞特异性标志物，如 MyoD、myogenin、Myf5，以及胚胎骨骼肌祖细胞标志物 Pax3；也检测到神经谱系的多种分子标志物，包括 nestin（神经上皮细胞和神经干细胞）、GFAP（神经干细胞和星形胶质细胞）、β-Ⅲ tubulin 和 MAP2（神经元）及 MBP（少突胶质细胞）等。使用免疫细胞化学，

在 NEMP 早期增殖细胞中，分别检测到 1/5 的 MyoD 阳性细胞和 β – Ⅲ tubulin 阳性细胞，约半数增殖细胞为 GFAP 阳性。

对 NEMP 的肌管形成能力的分析，亦取得了与分子表达相一致的结果。第一，NEMP 早期增殖细胞表现了很强的自发性肌管形成能力。在常规生长培养基中，即使细胞密度 ≤ 15%，不需外加分化因子，部分细胞便可频繁地生成多核的梭形肌管。第二，NEMP 形成的这种肌管不仅是由成肌细胞组成，而是一种由神经细胞和成肌细胞组合而成的梭状镶嵌型肌管（spindle-shaped mosaic myotube，SMMt）。在 NEMP 早期增殖细胞中，能够出现形态独特的辐射胶质样细胞，具有特征性辐射胶质样长纤维，表达 GFAP。在正常胚胎发育阶段，辐射胶质细胞起源于神经上皮细胞，主要功能为导向早期神经元的迁移[8]，也是成体神经干细胞的前体细胞[21]。而 NEMP 产生的这种梭状镶嵌型肌管，则是由辐射胶质样细胞、神经元和成肌细胞等组合而成。15% 的 NEMP 早期增殖细胞可参与自发性肌管的形成。其中，93% 的肌管表达骨骼肌中间丝蛋白 desmin，约半数的肌管表达神经谱系相关标志物 β – Ⅲ tubulin、GFAP 或 S–100。从形态上分析，大部分所形成的肌管为短梭形，形态上类似于胚胎期成肌细胞在体外实验中分化生成的肌管[9]。极少量梭形肌管，约占梭状镶嵌型肌管总数的 1%，两端细长的辐射胶质样纤维能够与多核的短肌管相连，形成特殊的组织构型，在形态上则类似于骨骼肌本体感受器神经肌梭（图 1-4），提示两者间的可能联系。

结合上述分析发现，NEMP 增殖细胞的自发性肌管形成能力与早期分化细胞表达高水平肌肉调节因子 MyoD 和 myogenin mRNA 相一致。在骨骼肌分化程序中，因为 myogenin 的主要作用为参与肌管的融合与分化[12]，所以，在生长培养基中，NEMP 早期增殖细胞的自发性肌管分化很可能由 myogenin 所调控。此外，增殖细胞表达 MyoD、Myf5 和 Pax3 的分子特点，以及形成胚胎期样肌管的能力，有可能共同表明这一阶段成肌分化的胚胎期特征。但是，出现由骨骼肌细胞和神经细胞组成的神经肌梭样 SMMt，却是一种完全新型的成肌方式，很可能是胚胎早期某一阶段原始发育程序的重演。因此，这一特殊结构的形成将有助于解释 NEMP 神经肌肉分化潜在的生物学含义，也将在后续的 NEMP 定位实验中发挥重要作用。

与 NEMP 相比，BMMC 早期增殖细胞表达了较低水平的 myogenin mRNA，但 Myf5 的表达水平则是对照细胞的 2 倍。在 BMMC 也检测到 3% 的 β – Ⅲ tubulin 阳性细胞和 4% 的 S–100 阳性细胞。然而，BMMC 早期增殖细胞呈小而圆、梭形或扁平的多角形，类似于成肌细胞或间充质祖细胞，未发现具有形态特征的神经元和辐射胶质样细胞。另外，在生长培养基中，即使细胞生长密度超过 30%，BMMC 细胞并不发生自发性融合，只是在分化培养液（2%血清）的诱导下，20% ～ 25% 的 BMMC 早期增殖细胞可相互融合，形成多核的肌管。

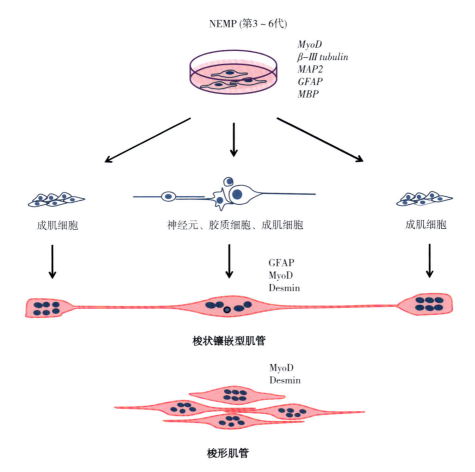

图 1-4　NEMP 早期增殖细胞的自发性神经肌肉分化

以上对比实验表明，NEMP 和 BMMC 早期增殖细胞均具有成肌性分化能力，可表达肌肉特异性基因，并在体外形成肌管。然而，两种细胞的肌肉特异性基因表达类型和形成肌管的方式，却有明显差别。最主要的一点是，NEMP 早期增殖细胞在生长培养液中，表现了很强的自发性神经肌肉细胞分化，生成胚胎期样肌管和独特的神经肌梭样肌管，而 BMMC 增殖细胞则不具备这一分化能力。

三、NEMP 与 BMMC 的中、长期成肌细胞分化能力

在 NEMP 和 BMMC 细胞增殖的中期阶段（第 8 ～ 12 代），两种细胞都表现了有效的成肌分化能力。与细胞增殖的早期阶段相比，NEMP 细胞主要出现了 Pax3 和 Myf5 基因表达的同步上调。定量 RT-PCR 的检测结果表明，在 NEMP 增殖至第 11 代的细胞，Pax3 和 Myf5 mRNA 的表达水平分别是第 3 代细胞的 5.6 倍和 5.5 倍。MyoD mRNA 水平变化不大，但免疫细胞化学检测发现，MyoD 阳性细胞超过 40%，约为早期增殖细胞中 MyoD 阳性细胞数的 2 倍。在图 1-5A、B 中，列举了 NEMP 中期增殖细胞的主要分子表达类型。

使用 RT-PCR 对 BMMC 中期增殖细胞的同步检测发现，Myf5 mRNA 表达水平是其早期增殖细胞的 2.2 倍；Pax3 在所有检测样品中出现，但表达水平只有 NEMP 同期增殖细胞的 1/6。在 BMMC 中期增殖细胞中，MyoD mRNA 表达水平明显低于 NEMP 同期增殖细胞，但免疫细胞化学分析证实，BMMC 样品中 MyoD 阳性细胞数超过 80%，约为 NEMP 的 2 倍。另一重要发现是，在 95% 的 BMMC 中期增殖细胞内，检测到 Pax7 基因蛋白。在图 1-5C、D 中，列举了有关 BMMC 中期增殖细胞主要分子标志物的检测结果。

NEMP 和 BMMC 的中期增殖细胞不仅是离体分析，也是移植实验中使用的主要细胞组分。为了较好地理解这一阶段两种增殖细胞的分子生物学特点，在图 1-5 中，列举的分子表达类型包括数种细胞谱系。其他相关分析可参见本章第七节和第 2 章第四节。

肌管形成实验表明，大于 80% 的 NEMP 中期增殖细胞在分化条件下（通常为 2% 血清培养液），可在体外生成细长的多核肌管，表达骨骼肌特异性结构蛋白——肌球蛋白（myosin）。从形态上看，这种肌管类似于胎儿期成肌细胞在体外形成的肌管[9]。然而，当 NEMP 细胞增殖至第 20 代后，MyoD 阳性细胞数和肌管形成能力分别下降至 9.6% 和 5.2%（图 1-6）。这些结果表明，在细胞增殖过程中，NEMP 表现了自发的阶段性成肌分化改变，最有效的成肌细胞应为增殖中期阶段表达较高水平 MyoD、Myf5、Pax3 的细胞组分。

使用免疫细胞化学检测肌肉卫星细胞标志物 Pax7 发现，在增殖状态下，NEMP 各期生长细胞均不表达或低表达 Pax7。然而，在诱发肌管形成的分化条件下，在 NEMP 后期增殖细胞中，可出现缺乏肌管形成能力，但表达 Pax7

的亚组分细胞。这一亚组分细胞不表达 MyoD，显然缺乏成肌细胞增殖能力。这些处于沉默状态的非功能性 Pax7 阳性细胞的出现，有可能提示 NEMP 在体外分化为成体骨骼肌前体细胞的局限性。

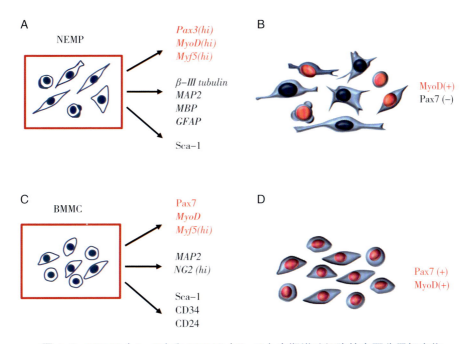

图 1–5　NEMP（A、B）和 BMMC（C、D）中期增殖细胞的主要分子标志物
A. 由上至下分别为骨骼肌细胞、神经细胞、干细胞分子标志物，使用 RT-PCR 和流式细胞仪检测；B. 免疫细胞化学检测示意图；C. 由上至下分别为骨骼肌细胞、神经细胞和血管前体细胞、造血干 / 祖细胞分子标志物，使用免疫细胞化学、RT-PCR 和流式细胞仪检测；D. 免疫细胞化学检测示意图

分析 BMMC 的肌管形成实验发现，在体外分化条件下，70% 的 BMMC 中期扩增细胞能够相互融合，形成细长的多核肌管，表达骨骼肌特异性结构蛋白肌球蛋白。在 BMMC 的后期增殖细胞，当细胞倍增次数超过 60 次以上时，仍有 43% ～ 58% 的 MyoD 和 Pax7 阳性细胞。近半数的细胞在体外分化条件下可相互融合生成肌管，显示了更为稳定的骨骼肌细胞的分化潜能（图 1–7）。表达骨骼肌卫星细胞标志物 Pax7 与肌肉特异性转录因子 MyoD 和 Myf5，是肌肉前体细胞在增殖与分化程序中的主要分子特征 [10]。而 BMMC 中、长期增殖细胞形成肌管的方式，则与肌肉卫星细胞和数种骨骼肌来源的成肌细胞系相似。

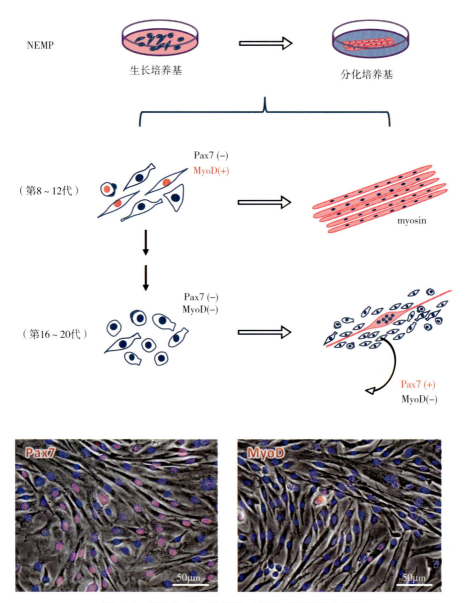

图 1-6   NEMP 中、长期增殖细胞的肌管形成实验

免疫细胞化学染色显示亚组分非融合细胞，表达 Pax7 但不表达 MyoD

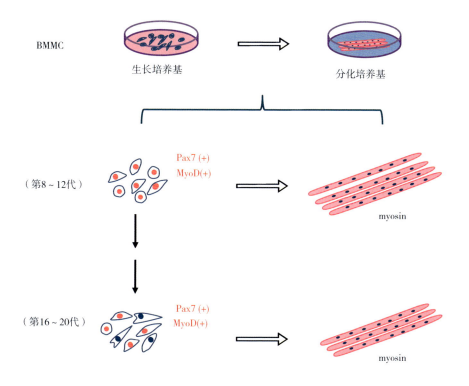

图 1-7　BMMC 中、长期增殖细胞的肌管形成实验

第四节　NEMP 和 BMMC 在体内的成肌分化能力

一、细胞移植实验

移植实验是检测干细胞在体内成肌分化功能的常用方法。研究中，主要使用了 NEMP、NEMP-c 和 BMMC 的中期增殖细胞（第 8 ～ 12 代）。在这一时期的 NEMP 和 BMMC 增殖细胞，均检测到高水平 MyoD 和 Myf5 mRNA，其主要不同是：NEMP 细胞中 Pax3 mRNA 的表达水平为 BMMC 的 6 倍，而 BMMC 细胞中则含有大于 90% 的 Pax7 阳性细胞。此外，虽然高达 70% 的 BMMC 和超过 80% 的 NEMP 细胞可在体外相互融合，生成多核的肌管，但由于 BMMC 细胞能在较高细胞密度下增殖并具有较短的倍增时间，在同样的生长条件下，BMMC 通常比 NEMP 生成更多的成肌细胞。

在移植实验中，两种供体细胞均来源于野生型实验小鼠（C57BL/6，年龄 5 ～ 7 周），受体动物则为成年 mdx 小鼠（C57BL/10ScSn-Dmd[mdx]/J，年龄 6 ～ 14 周）。Mdx 小鼠（X-linked muscular dystrophy）表现为自发性 *dystrophin* 基因突变，致使骨骼肌肌膜相关的骨架蛋白——dystrophin 的缺失，类似于 Duchenne 型和 Bacher 型肌营养不良患者。由于 NEMP 和 BMMC 均分离于野生型小鼠，其增殖与分化的成肌细胞在植入 mdx 小鼠的骨骼肌后，可互相融合形成同源型肌纤维，或与受体肌纤维融合形成异源型肌纤维，表达 dystrophin 蛋白。以此蛋白作为再生肌纤维的标志，则可评价供体细胞在受体组织的成肌效应。

二、NEMP 和 BMMC 肌纤维移植体的形态和功能特性分析

将 NEMP 和 BMMC 增殖细胞植入 mdx 小鼠的腓肠肌内侧肌，植入后 14 ～ 65 天，两种细胞都在受体小鼠的肌肉组织中形成了大量表达 dystrophin 蛋白的肌纤维。结果证实了 NEMP 和 BMMC 增殖细胞的在体骨骼肌分化能力。由于两种细胞在移植肌内产生的肌纤维在形态结构、生存方式上都表现了明显差别，因此，对这两种细胞形成的 dystrophin 阳性肌纤维进行了形态动力学分析，包括肌纤维数目、核定位、肌纤维大小等，并与非移植肌，即腓肠肌外侧肌的上述指标进行了比较。

成年期 mdx 小鼠骨骼肌的组织学特点是，含有大量再生状态肌纤维，在组织横向切片上表现为典型的多边形，大小不一，内含中位核。骨骼肌是由多核细胞或多核肌纤维组成，细胞核正常分布于肌纤维周边，肌膜以下。在肌肉损伤时，肌纤维表面的单核细胞肌肉卫星细胞释放、增生、参与肌纤维修复，细胞核移至肌纤维中部，成串排列，形成中位核。因此，在成体骨骼肌，出现中间核的肌纤维，通常为肌肉卫星细胞早期再生及修复损伤肌纤维的形态指标。在 mdx 小鼠非移植区肌组织，中间核肌纤维的百分数为 58% ～ 67%，与其他研究报道的结果相一致[11, 17]。为了分析肌纤维的大小，则设置了肌纤维相对直径这一指标，表示为所测多边形肌纤维最短径的平均值。在非移植区，肌纤维平均相对直径为 27 ～ 32 μm。另一指标为 dystrophin 阳性肌纤维数。与以往报道的资料一致，在非移植区的 mdx 肌肉，自发性基因突变也存在极少量返归型 dystrophin 阳性肌纤维（revertant fiber，RF），在非移植区 RF 的平均数为 5 ～ 10。

将表达 Pax7、MyoD 和 Myf5 的 BMMC 成肌细胞植入腓肠肌后 14 天，在所移植的肌肉中均发现了大量表达 dystrophin 蛋白的肌纤维。植入 3×10^5 供

体细胞，平均生成超过 700 的 dystrophin 阳性肌纤维，远高于非移植区返归型 dystrophin 阳性肌纤维数。各移植体内 dystrophin 阳性肌纤维的平均相对直径为 17.6 ～ 18.6 μm，小于非移植区肌纤维，但符合移植早期再生肌纤维的生长程序。大部分肌纤维均含有中间核，在肌肉横切面上检测到的中间核肌纤维比例为 30% ～ 36%。这一数值低于非移植区肌纤维，有可能提示供体细胞对肌纤维的恢复效应。考虑到 BMMC 表达肌肉卫星细胞和肌肉特异性分子标志物 Pax7 和 MyoD，其成肌细胞在移植早期生成中间核再生肌纤维的能力，证实 BMMC 增殖细胞具有卫星细胞或成体肌肉前体细胞的生物功能（图 1-8A）。从上述分析中发现，在不同移植体内检测到的 dystrophin 阳性肌纤维相对直径和中间核肌纤维比例均极为接近，这一结果反映了 BMMC 成肌细胞的高纯度。

　　然而，在 BMMC 移植 40 ～ 50 天后的肌肉，dystrophin 阳性肌纤维数下降至早期移植肌的 1/7。尽管在各移植的肌肉中均发现散在的 dystrophin 阳性肌纤维，但都未检测到超过 50 的 dystrophin 阳性肌纤维簇。有研究提示，这种供体来源肌纤维的消失，很可能是由于受体组织内源性成肌细胞的激活，或对供体细胞产生的免疫排斥（见第 2 章）。

　　将表达 Pax3、MyoD 和 Myf5 的 NEMP 增殖细胞植入腓肠肌后 14 天，在所移植的肌肉中亦都形成了供体肌纤维。植入 3×10^5 供体细胞，平均生成高于 1000 的 dystrophin 阳性肌纤维。然而，与 BMMC 相比，NEMP 移植体内肌纤维的组成与生存方式均有明显不同。第一，在 NEMP 和 NEMP-c 移植后 40 ～ 65 天的肌肉，一半的移植体内依然发现大量 dystrophin 阳性肌纤维，最高可超过 800。第二，不论在移植早期或后期，NEMP 形成的肌纤维移植体都可分为两类。Ⅰ类移植体由大量小直径、低百分比中间核的 dystrophin 阳性肌纤维组成，肌纤维平均相对直径为 13.3 μm，中间核肌纤维的平均值为 11.9%。Ⅱ类移植体由大直径、较高百分比中间核的 dystrophin 阳性肌纤维组成。肌纤维平均相对直径 28.5 μm，中间核肌纤维的平均值为 41%。Ⅰ类移植体通常多于Ⅱ类移植体；Ⅰ类移植体中 dystrophin 阳性肌纤维数也通常高于Ⅱ类移植体，两者之比约为 2 ∶ 1。

　　从肌纤维形态看，NEMP 在移植体形成的两类肌纤维分别类似于放大版的胚胎期和胎儿期肌纤维。在胚胎发育过程中，胚胎期形成的肌纤维直径较大，细胞核位于肌纤维中部；胎儿期肌纤维直径小，细胞核位于周边，随发育进展，肌纤维也逐渐生长成熟。在体外实验中已发现，NEMP 的早、中期增殖细胞可分别形成胚胎期和胎儿期样肌管。NEMP 在植入成体肌肉组织后形成的两类肌纤维移植体很可能是上述两种成肌分化在体内的对应表现。然而，NEMP 这两类移植体出现在细胞移植早期（14 天），也出现在移植后期（40～65 天），提示：①小直径肌纤维不随移植时间的延长而生长；②大肌纤维亦缺乏正常再生肌纤维的形态与生长特征（图 1-8B）。结果表明，这是两类胚胎期和胎儿期样异常肌纤维，且不具备健康态再生肌纤维的生物特征（图 1-8B）。需要指出的是，这两种肌纤维移植体均能够在免疫功能完善的受体组织内长期生存。

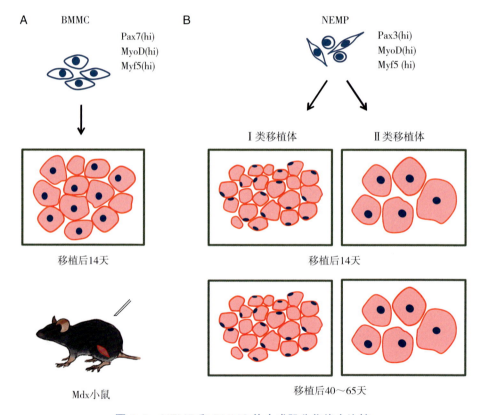

图 1-8　NEMP 和 BMMC 体内成肌分化能力比较

三、移植细胞的存活状况及机制分析

为分析 NEMP- 来源小直径肌纤维的成熟状况，检测了移植体内 dystrophin 阳性肌纤维发育期肌球蛋白重链（developmental myosin heavy chain, dev-

MyHC）的表达。肌球蛋白是组成粗肌丝的主要结构和功能蛋白，由头部的重链和尾部的轻链构成，在肌肉收缩时发挥重要作用。肌球蛋白重链在发育期和成熟期肌纤维中具有不同类型。Dev-MyHC 可在发育期的肌纤维中表达；在成体肌组织，则在损伤组织内新生的再生肌纤维中表达，并随肌纤维的成熟，其表达下降或消失。在体外细胞培养中，成肌细胞生成的肌管也表达 dev-MyHC。

　　体外实验分析 NEMP 和 BMMC 时，在这两种细胞生成的肌管中，均检测到胚胎期的肌球蛋白重链，但分析 NEMP 和 BMMC 的移植体却产生了不同的结果。在受体小鼠的非移植区肌组织中，除了存在少量分散或局灶性的新生肌纤维表达 dev-MyHC 以外，绝大部分肌纤维不表达 dev-MyHC。检测 NEMP 的早期移植体（14 天），近 70% 的 dystrophin 阳性肌纤维均表达了 dev-MyHC（主要为 I 类小直径肌纤维）；至移植后期（40～65 天），超过 99% 的 dystrophin 阳性肌纤维都不表达 dev-MyHC。结果表明，至少在移植后期，NEMP 产生的小肌纤维已经整合至受体肌组织，从而得以长期生存。然而，对 BMMC 的同步分析发现，不论在其早期还是后期的移植体中，dystrophin 阳性肌纤维均不表达 dev-MyHC。

　　两种供体肌纤维表达 dev-MyHC 的差别有可能反映了两种细胞在组织内形成肌纤维的不同方式。研究发现，在移植实验中，如供体成肌细胞在受体肌组织内相互融合，形成供体来源的肌纤维（即同源型肌纤维），则表达与供体肌纤维相关的肌球蛋白重链；如移植的成肌细胞与受体肌纤维融合（形成异源型肌纤维），则不表达与供体肌纤维相关的肌球蛋白重链类型。综合这些发现提示，BMMC 的成肌细胞在植入 mdx 小鼠骨骼肌后，主要与受体肌纤维融合，从而不再表达 dev-MyHC。值得指出的是，BMMC 的成肌细胞与受体肌纤维融合后，可表达转入的 dystrophin 基因蛋白，表明 BMMC 与 mdx 小鼠肌纤维的融合是一种功能性融合。BMMC 的这种成肌分化方式与肌肉卫星细胞在移植后，再生与修复损伤肌纤维的主要方式相一致。

　　不同于 BMMC 主要生成异源型肌纤维，NEMP 的成肌细胞在植入 mdx 小鼠的骨骼肌后，形成的肌纤维大部分表达 dev-MyHC，提示其供体来源或同源型肌纤维特征。供体肌纤维可整合至受体肌组织，长期生存，但缺乏生长能力。值得注意的是，NEMP 成肌细胞生成骨骼肌纤维的这种方式，缺乏对受体疾病组织自身肌纤维的修复功能（图 1-9）。

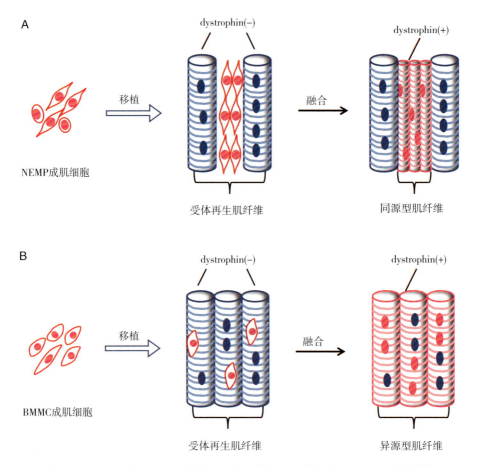

图 1-9   NEMP 和 BMMC 成肌细胞在受体组织中的分化与生存方式模式图

第五节   移植体肌肉卫星细胞的检测

　　骨骼肌组织由大量长柱形的多核肌细胞组成，也称为骨骼肌肌纤维。在成年期，肌肉卫星细胞是骨骼肌组织的前体细胞，以单核细胞方式分布于每根肌纤维的肌膜与基底膜之间，在肌肉损伤时，具有修复肌纤维的功能[13, 14]。在成年人和哺乳类骨骼肌，卫星细胞核约为肌纤维细胞核总数的5%，随年龄增长卫星细胞数下降[15, 16]。在正常肌肉组织，卫星细胞处于相对静息状态，表达配对盒基因蛋白 Pax7，但不表达肌肉特异性基因蛋白 MyoD[7, 10]。在肌肉损伤时，卫星细胞被激活、增殖，所产生的成肌细胞表达 MyoD、

Myf5，并继续表达 Pax7[10]。增殖后的肌肉卫星细胞进而分化、相互融合，形成新的肌纤维；或与损伤的肌纤维融合，再生和修复损伤的肌组织。少量细胞亦可重新返回肌纤维表面，形成新的肌肉卫星细胞。

　　鉴定多能干细胞的体内成肌分化能力，除了检测供体来源的肌纤维，也包括分析肌肉卫星细胞的生成。为检测移植体的肌肉卫星细胞，制备了肌肉组织的横向切片。使用荧光双抗体染色法，可揭示移植体内 dystrophin 阳性肌纤维和 Pax7 标记的肌肉卫星细胞，或揭示移植体内 dystrophin 阳性肌纤维与 MyoD 标记的成肌细胞。

　　首先，分析 BMMC 早期移植体发现，在 dystrophin 阳性肌纤维区，能够检测到 Pax7 阳性的卫星细胞，数目与非移植区近似。在移植区也能检测到 MyoD 阳性细胞，数目与移植区 Pax7 阳性细胞数极为接近。上述结果支持 Pax7 阳性细胞的激活与功能特性，也与 BMMC 移植体内 dystrophin 阳性肌纤维的再生状态相吻合。

　　分析 NEMP 移植体却出现了异常而复杂的结果。与 BMMC 相比，在 NEMP 早期移植体内，出现了明显增加的 Pax7 阳性细胞，但是不表达 MyoD 基因蛋白。这种 Pax7（+）MyoD（−）单细胞主要出现在 NEMP 的 I 类肌纤维或胎儿期样肌纤维移植体，由大量小直径、周边核的肌纤维组成。由于此类供体肌纤维不随移植时间延长而生长，表明 Pax7（+）MyoD（−）单细胞不具备正常肌肉卫星细胞的融合与生长功能。在 NEMP 后期移植体内，出现了另一类供体肌纤维，由大量胎儿期样肌纤维组成，却不能检测到 Pax7 阳性细胞，提示肌纤维的再生能力严重受损。综合这些结果表明，NEMP 在植入骨骼肌以后，缺乏分化为成体肌肉前体细胞或功能性肌肉前体细胞的能力（图 1–10）。

　　在 NEMP 移植的肌肉中发现的 Pax7（+）MyoD（−）异常肌肉卫星细胞也出现在离体实验中。骨骼肌前体细胞在体外生长、分化通常遵循相应的预定程序，其中也包括肌肉卫星细胞。当肌肉卫星细胞在体外生长培养液中扩增时，增殖细胞表达 Pax7 和 MyoD 基因蛋白。而当分化培养液取代生长培养液后，增殖中的成肌细胞将停止分裂，相互融合，形成多核的肌管，即出现终末分化。这也是 BMMC 的 Pax7（+）MyoD（+）成肌细胞在体外生长、成肌分化的典型表现。

　　NEMP 的成肌细胞在体外生长和分化时，却不遵循这一传统分化途径。在 NEMP 早、中、后期的增殖细胞中，虽然能分别检测到 19.3%、41.6% 和 9.6% 的 MyoD 阳性细胞，但各期增殖细胞不表达 Pax7 基因蛋白。如果后期增殖细胞的生长培养液被分化培养液所取代，占总体细胞中 5.2% 的成肌细胞则开始融合，生成少量多核体肌管。然而，在余下缺乏融合能力的主体单细胞中，则出现了一亚组分细胞，不表达 MyoD，但表达了 Pax7。这一亚组分 MyoD（-）Pax7（+）细胞的含量可达非融合细胞总数的 1/4 以上。从分子表达类型和分化功能上分析，NEMP 后期增殖细胞中形成的这一亚组分 MyoD（-）Pax7（+）细胞，与 NEMP 在 I 类移植体中形成的 Pax7（+）MyoD（-）细胞极为相似。两种细胞均具备静息态肌肉卫星细胞的主要分子表达特征，但不具有正常肌肉前体细胞在体外形成肌管，和在体内融合与修复肌纤维的能力。结合这些发现表明，尽管 NEMP 在移植后形成的供体肌纤维中，能够生成具有静息态卫星细胞分子特征的 Pax7（+）MyoD（-）单细胞，但这种细胞显然缺乏正常肌肉卫星细胞的增殖能力及修复损伤肌纤维的生物功能。

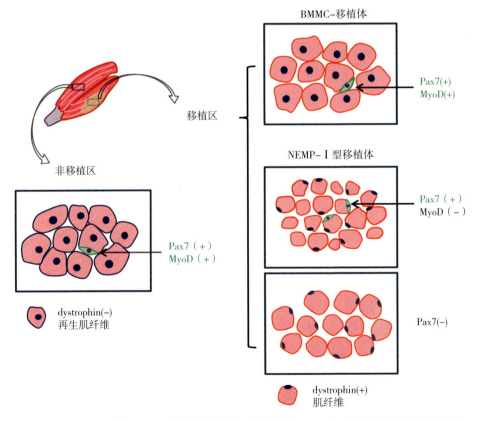

图 1-10 NEMP 和 BMMC 移植体内肌肉卫星细胞〔Pax7（+）〕的检测与分析图解

第六节　NEMP 和 BMMC 的胚胎期和成年期成肌细胞分化命运

离体和在体实验对原始干细胞成肌分化能力的分析均揭示，BMMC 能够分化为骨骼肌前体细胞，而 NEMP 则以生成多种早期或异常肌细胞为特征。两种原始干细胞这种成肌细胞分化潜能的差异，有可能是不同发育阶段骨骼肌祖细胞分化命运在实验条件下的重演。因此，将 NEMP 和 BMMC 的成肌细胞组分与传统肌肉发育模型中的成肌细胞进行了对照分析。

在胚胎发育过程中，四肢骨骼肌始发于体节生肌节的肌肉前体细胞，表达 *Pax3* 基因[6]。Pax3 最初在整个体节表达，此后，在其周围组织的诱导下，体节进一步分化为生骨节、生皮节和生肌节。生肌节成肌细胞的决定、增殖与分化由肌肉调节因子（muscle regulatory factors，MRFs）MyoD、Myf5、myogenin 和 MRF4 所调控。上肌节的成肌细胞表达 Myf5 和 MyoD，将形成背部肌群；下肌节的成肌细胞表达 Pax3 和 MyoD，将形成胸腹部和四肢肌群。在 Pax3 作用下，c-met 调节肌肉前体细胞迁移至肢芽区域，产生不同阶段的胚胎期、胎儿期、新生期 / 成年期成肌细胞，分别形成不同发育阶段的骨骼肌。胚胎期和胎儿期成肌细胞都表达肌肉调节因子 MyoD 和 Myf5[6]，但生成具有不同形态特征的肌纤维。在成年骨骼肌，肌肉卫星细胞在静息态时表达 Pax7，但不表达 MyoD 和 myogenein；当肌肉损伤时，卫星细胞被激活、生长，增殖细胞表达 Pax7，也表达 MyoD 和 Myf5[7, 10]。在 myogenin 作用下，成肌细胞将融合、分化，并修复损伤的肌纤维（图 1-11）。

结合上述四肢骨骼肌发育模型，分析了 NEMP 和 BMMC 的成肌细胞分化命运。在常规细胞培养条件下，BMMC 早期增殖细胞的主要特点是，表达了肌肉调节因子 Myf5 和 MyoD；中期增殖细胞则以较高水平表达 Pax7、MyoD 和 Myf5 为特征。Pax7、MyoD 和 Myf5 细胞能够长时间稳定地增殖，在体外分化条件下，形成大量细长的多核肌管；而在移植至小鼠腓肠肌后，则与受体肌纤维融合，再生与修复损伤的肌纤维。这些结果表明，在适合骨骼肌细胞生长的内环境中，BMMC 的分化等级和细胞分化命运与肌肉发育程序的后期阶段相对应，提示 BMMC 在功能上具有分化为新生期 / 成年期肌肉前体细胞的潜能（图 1-12）。

A   发育期

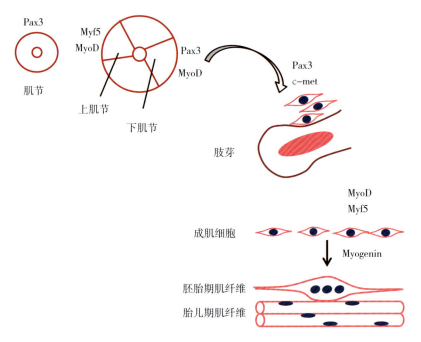

B   新生期 / 成年期

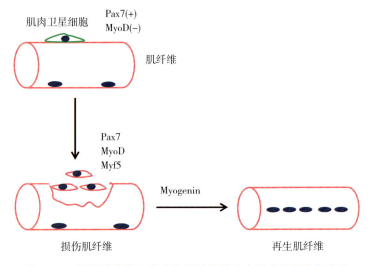

图 1-11   胚胎肢体肌肉发生和骨骼肌再生中的成肌细胞与分化

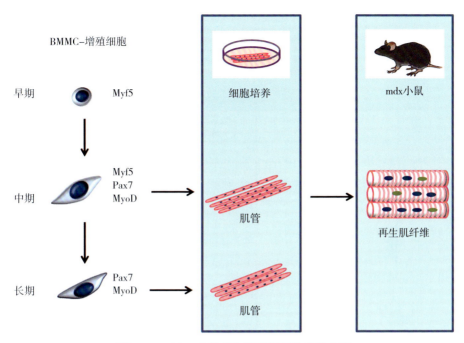

图 1-12 BMMC 的成年期成肌细胞分化命运

在相同的细胞培养条件下，NEMP 在增殖过程中则生成了数波成肌细胞，分子表达与生物功能各异。第一波为增殖早期的成肌细胞，以表达高水平肌肉调节因子 myogenin、MyoD 及配对盒转录因子 Pax3 为特征，在体外可生成胚胎期样的梭形短肌管。第二波为增殖中期的成肌细胞，以表达高水平 Pax3、MyoD 和 Myf5 为特征。在体外，这一细胞组分可生成大量胎儿期样细长的肌管；而在移植后，则生成两类肌纤维移植体，类似放大版的胚胎期和胎儿期肌纤维。第三波为增殖后期的成肌细胞，在分化条件下，可生成亚组分非融合细胞，表达肌肉卫星细胞标志物 Pax7，提示 NEMP 与肌肉卫星细胞的可能联系。类似的 Pax7 标记细胞也出现在移植后的肌肉中。此类 Pax7 阳性细胞不表达 MyoD，功能分析也表明，Pax7（＋）MyoD（－）细胞在体外实验中不能生成肌管，也缺乏在体内再生损伤肌纤维的能力，表明此类细胞具有功能缺陷。

将上述 NEMP 形成的三波成肌细胞，对照肢体骨骼肌发育模型可发现，NEMP 的自发性成肌细胞分化主要与产生胚胎期和胎儿期样成肌细胞相对应。虽然 NEMP 也有可能是成体肌肉卫星细胞的来源，但却不能产生新生期／成年期的具有增殖和融合能力的 Pax7（＋）MyoD（＋）肌肉前体细胞（图 1-13）。

值得注意的是，Pax7（＋）MyoD（＋）成肌细胞恰好为 BMMC 增殖后的主要细胞组分。这些结果有可能提示，有两类肌肉前体细胞以不同但相互补充的方式，参与骨骼肌的发育程序。

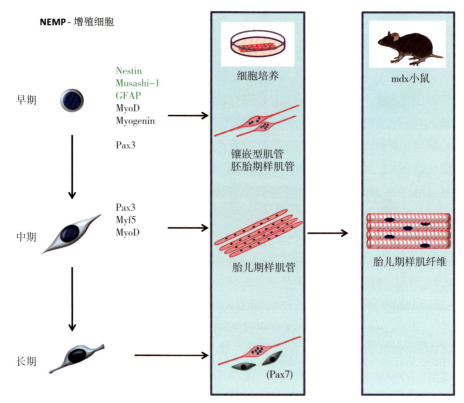

图 1-13   NEMP 的胚胎期成肌细胞分化命运

（Pax7）：异常态 Pax7 表达细胞

综合这些发现表明，NEMP 具有分化为胚胎期和胎儿期样成肌细胞的潜能，也能分化为有功能缺陷的成年期肌肉前体细胞；而 BMMC 则可分化为新生期/成年期成肌细胞，并参与损伤肌肉组织的再生与修复。依据组织来源和功能，这是两类分离于成体组织的、各具胚胎期或成年期成肌细胞分化命运的多能干细胞。

研究也指出，早期 NEMP 首先表达了 nestin、MyoD 和 myogenin，此后才是 Pax3，其自发性分化导致了神经元、辐射胶质样细胞和 MyoD 阳性成肌细胞的生成。这些发现均提示，一种新型的神经肌肉干细胞可成为 Pax3 成肌细胞的前体细胞。然而，可能由于某种分化机制的限制，NEMP 所产生的成年期骨骼肌前体细胞［Pax7（+）］具有功能缺陷。因此，这一多能干细胞并不适合被使用于细胞替代策略中，作为修复疾病肌肉组织的细胞来源。

第七节　两类原始干细胞的神经分化能力

几项研究已报道，由骨骼肌组织分离的干／祖细胞具有神经分化潜力。这些研究或检测多能干细胞的神经细胞定向分化能力，或探讨组织前体细胞的转分化。在一项研究中，由新生期小鼠骨骼肌分离的 Sca-1（+）CD34（+）多能干细胞在神经生长因子诱导下，能够表达髓鞘相关酶 CNPase[17]。这种酶特异性标记外周神经系统的施万细胞和中枢神经系统的少突胶质细胞。在另一项调查中，由成体大鼠骨骼肌分离的肌肉前体细胞，在置于神经细胞特异性培养液中生长和分化后，处理后细胞表达了神经元和胶质细胞的特异性分子标志物[18]。虽然 NEMP 也分离于成体小鼠骨骼肌，有关其神经细胞分化能力的研究，则与上述研究具有不同性质。

NEMP 和 NEMP-c 由骨骼肌分离后，早期生长细胞便呈现了自发性的神经分化。在置于常规细胞生长培养基中，通常有利于成肌细胞生长、增殖时，NEMP 便频繁地生成具有早期神经元、辐射胶质细胞典型形态的多种分化细胞，表达了神经元、星形胶质细胞和少突胶质细胞的多种特异性分子标志物。NEMP 这一自发性神经细胞和胶质细胞分化能力，并未见于其他肌肉分离干／祖细胞表现的神经分化能力的报道中，也与 BMMC 的早期细胞分化形成明显对照。在后者，大部分增殖细胞都表现了间充质细胞或成肌细胞形态，未发现具有神经元和辐射胶质细胞典型形态的分化细胞。NEMP 的高度自发性神经细胞分化能力提示，对这一原始干细胞神经谱系分化的研究，是鉴定一种新型的神经肌肉干细胞，而不是验证一种骨骼肌来源肌肉干／祖细胞的神经转分化效应。由此，对原始干细胞神经分化能力设置了进一步检测：①在常规细胞培养基中的长期自发性神经分化；②在神经细胞特异性培养基中的定向神经细胞分化。

首先，对在常规细胞培养条件下，NEMP、NEMP-c 和 BMMC 中期增殖细胞的神经分化能力进行了检测。使用定量 RT-PCR 检测了数种与神经谱系相关的分子标志物，包括 β-Ⅲ tubulin 和 MAP2（神经元）、GFAP（星形胶质细胞）、NG2（少突胶质细胞前体细胞）和 MBP（少突胶质细胞）。在

NEMP 的增殖细胞中，能够检测到所有上述标志物，但与其他两组细胞相比，NEMP 的表达特点主要为较高水平的神经元标志物 MAP2，以及高水平的少突胶质细胞标志物 NG2 和 MBP。NEMP-c 的增殖细胞则以表达较高水平的神经元标志物 β-Ⅲ tubulin 和 MAP2 为主要特征。BMMC 的增殖细胞也表达了神经元标志物 β-Ⅲ tubulin 和 MAP2，但均低于 NEMP 和 NEMP-c 的表达水平。不过，BMMC 细胞却表达了高水平的 NG2，约为 NEMP 的 2 倍。NG2 的表达曾被认为与少突胶质细胞前体细胞有关，但在 BMMC 只检测到极低水平的少突胶质细胞标志物 MBP（仅为 NEMP 的 1/14），也未检测到星形胶质细胞标志物 GFAP。因此，BMMC 表达高水平 NG2 与神经胶质细胞谱系之间的确切联系仍有待于进一步研究（见第 2 章第四节）。

在 NEMP 后期增殖细胞中，出现了多种形态的分化细胞，表达 β-Ⅲ tubulin 和 GFAP 基因蛋白。定量 RT-PCR 的检测发现，NEMP 后期增殖细胞的 *MyoD* 基因表达水平只有其中期增殖细胞的 1/4，但与神经细胞和胶质细胞相关的基因表达，包括 β-Ⅲ tubulin、MAP2 和 GFAP 则分别为中期增殖细胞的 1.6、2.1 和 3.6 倍。

上述结果从分子表达和细胞形态等指标揭示，在常规细胞培养条件下，NEMP 具有自发性和长期分化为神经元和胶质细胞的能力；而 BMMC 亦具有分化为神经谱系的潜能，主要表现为在低水平表达神经元相关基因。

分析原始干细胞神经分化潜能的第二种策略是检测增殖细胞在神经细胞培养液中的生长和分化。将 NEMP、NEMP-c 和 BMMC 增殖中期的细胞转移至未包被的培养皿中，在神经细胞培养基（neurobasal medium，Nb），内含 B27、碱性成纤维细胞生长因子（basic fibroblast growth factor，bFGF）、表皮生长因子（epidermal growth factor，EGF）等组成的培养液中生长 5 天后，培养皿中出现大小不等的悬浮细胞球。收集细胞球，将细胞吹散，重新种植于由多聚 L- 赖氨酸包被的培养盘内，加入 Nb 培养基，并添加 N2、bFGF 和 EGF。贴壁后的细胞在培养液中生长 1 天后，移去培养液中的 bFGF 和 EGF，加入脑源性神经营养因子（brain-derived neurotrophic factor，BDNF）。待细胞生长 2～3 天后，NEMP 和 NEMP-c 的处理细胞开始伸出长突起，表现了典型的神经元形态特征。免疫细胞化学证实，这些细胞表达了神经元特异性基因蛋白 β-Ⅲ tubulin/Tuj-1 和 MAP2。从形态上分析，NEMP-c 表现了更好的神经元分化，结果与其处理前细胞表达较高水平神经元特异性基因相一致。但是，在同样的神经细胞生长和分化培养条件下，BMMC 增殖细胞虽然也表达了神经元相关标志物，却只有极少量细胞显示了神经元的形态特征（图 1-14）。

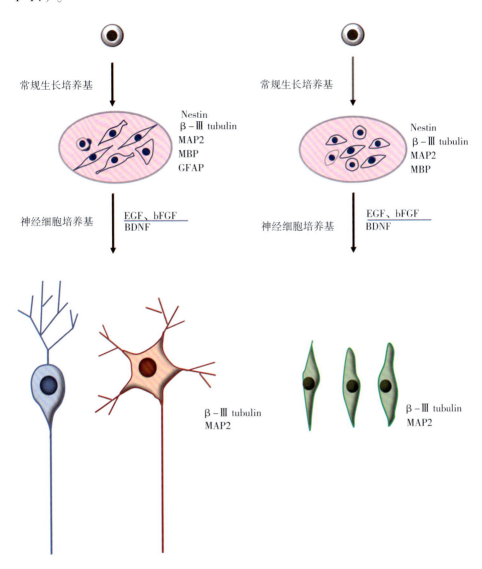

图 1-14　NEMP 和 BMMC 的自发性和定向神经细胞分化能力比较

　　基于 NEMP 在体外实验中表现的神经元与胶质细胞分化能力，进一步检测了其增殖细胞在移植的骨骼肌组织中的神经分化潜力。将分离于雄性小鼠骨骼肌的 NEMP-c 植入雌性小鼠腓肠肌，在移植后 40 ～ 65 天，使用荧光原位杂交（fluorescence in situ hybridization，FISH），在受体肌肉的外周神经纤维内，能够检测到 Y- 染色体标记的供体细胞。免疫荧光复染色发现，有的标记细胞表达 GFAP 抗原活性，揭示其神经谱系的分子特征；而在对照组的神经纤维内，则未检测到 Y- 染色体标记的细胞。

参考文献

[1] Qu-Petersen Z, Andersen J L, Zhou S. Distinct embryonic and adult fates of multipotent myogenic progenitors isolated from skeletal muscle and bone marrow[J]. Cell Biol, 2015, 3: 58-73.

[2] Plaks V, Kong N, Werb Z. The cancer stem cell niche: how essential is the niche in regulating stemness of tumor cells[J]? Cell Stem Cell, 2015, 16: 225-238.

[3] Lendahl U, Zimmerman L B, McKay R D. CNS stem cells express a new class of intermediate filament protein[J]. Cell, 1990, 60: 585-595.

[4] Weintraub H, Davis R, Tapscott S, et al. The MyoD gene family: nodal point during specification of the muscle cell lineage[J]. Science, 1991, 251: 761-766.

[5] Gerhart J, Baytion M, Deluca S, et al. DNA dendrimers localize MyoD mRNA in presomitic tissues of the chick embryo[J]. J Cell Biol, 2000, 149: 825-833.

[6] Murphy M, Kardon G. Origin of vertebrate limb muscle: the role of progenitor and myoblast populations[J]. Curr Top Dev Biol, 2011, 96: 1-32.

[7] Seale P, Sabourin L A, Girgis-Gabardo A, et al. Pax 7 is required for the specification of myogenic satellite cells[J]. Cell, 2000, 102: 777-786.

[8] Chanas-Sacre G, Rogister B, Moonen G, et al. Radial glia phenotype: origin, regulation, and transdifferentiation[J]. J Neurosci Res, 2000, 61: 357-363.

[9] Bonner P H, Hauschka S D. Clonal analysis of vertebrate myogenesis: I. Early developmental events in the chick limb[J]. Dev Biol, 1974, 37: 317-328.

[10] Zhao P, Hoffman E P. Embryonic myogenesis pathways in muscle regeneration[J]. Dev Dyn, 2004, 229: 380-392.

[11] Coulton G R, Morgan J E, Partridge T A, et al. The mdx mouse skeletal muscle myopathy: I. A histological, morphometric and biochemical investigation[J]. Neuropathol Appl Neurobiol, 1988, 14: 53-70.

[12] Adhikari A, Kim W, Davie J. Myogenin is required for assembly of the transcription machinery on muscle genes during muscle differentiation[J]. PLoS One, 2021, 16: e0245618.

[13] Bischoff R. Proliferation of muscle satellite cells on intact myofibers in culture[J]. Dev Biol, 1986, 115: 129-139.

[14] Schultz E, Jaryszak D L, Valliere C R. Response of satellite cells to focal skeletal muscle injury[J]. Muscle Nerve, 1985, 8: 217-222.

[15] Negroni E, Gidaro T, Bigot A, et al. Stem cells and muscle diseases: advances in cell therapy

strategies[J]. Neuropathol Appl Neurobiol, 2015, 41: 270-287.

[16] Allbrook D. Skeletal muscle regeneration[J]. Muscle Nerve, 1981, 4: 234-245.

[17] Qu-Petersen Z, Deasy B, Jankowski R, et al. Identification of a novel population of muscle stem cells in mice: potential for muscle regeneration[J]. J Cell Biol, 2002, 157: 851-864.

[18] Romero-Ramos M, Vourc'h P, Young H E, et al. Neuronal differentiation of stem cells isolated from adult muscle[J]. J Neurosci Res, 2002, 69: 894-907.

[19] Cerletti M, Jurga S, Witczak C A, et al. Highly efficient, functional engraftment of skeletal muscle stem cells in dystrophic muscles[J]. Cell, 2008, 134: 37-47.

[20] Garcia A D, Doan N B, Imura T, et al. GFAP-expressing progenitors are the principal source of constitutive neurogenesis in adult mouse forebrain[J]. Nat Neurosci, 2004, 7: 1233-1241.

[21] Merkle F T, Tramontin A, Garcia-verdugo J M, et al. Radial glia give rise to adult neural stem cells in the subventricular zone[J]. Proc Natl Acad Sci USA, 2004, 101: 17528-17532.

第 2 章 BMMC 与骨髓分离的多能干细胞

摘要

　　骨髓含有不同种类的多能干细胞，包括原始造血干细胞和骨髓间充质基质细胞。多项研究已经报道，骨髓细胞或由成体骨髓分离的不同亚组分细胞具备分化为骨骼肌细胞的潜能，但在移植至肌营养不良受体小鼠后，表现了低频率的成肌细胞分化。与这些骨髓来源的成肌细胞组分相比，BMMC 生长与分化行为的主要差别表现在：细胞分离的克隆性、成肌细胞分化的高效性及增殖细胞分子表达的多细胞相关性。

第一节　成体骨髓分离的多能干细胞

　　成体骨髓中存在数种多能干细胞，主要为原始造血干细胞（hematopoietic stem cell，HSC）和骨髓间充质基质细胞（mesenchymal stromal cell，MSC）。

　　HSC 是研究最广、临床应用最多的成体多能干细胞，具有高度自我更新能力和多向分化潜能，可产生所有血细胞和淋巴细胞[1]，从而维持机体造血系统功能的稳定性和免疫功能的完整性。HSC 为原始细胞，显微镜下难以辨认。分离骨髓 HSC，常使用细胞表面特异性抗原作为标志物，采用流式细胞仪对骨髓细胞进行分选，能够获取富集 HSC 的骨髓亚组分细胞。比如，使用 Sca-1（＋）CD34（－）c-kit（＋）lineage（－）复合细胞标志物，可分离特异性标记的小鼠骨髓细胞；供体细胞移植到受致死剂量射线照射的受体小鼠后，在受体小鼠体内能够重建造血系统。使用 CD34（＋）CD38（－）作为细胞表面标志物，可分离一组人骨髓亚组分细胞，但缺乏细胞表面分化标志物，形态上类似于原始造血细胞，细胞经培养后，可形成原始细胞集落[2]。

　　MSC 是骨髓基质中的另一类多能干细胞，具有分化为多种间充质组织细胞的潜能[3]。MSC 缺乏在体特异性分子标志物。为分离这一细胞组分，通常将骨髓细胞收集，并种植到培养容器内，MSC 可贴附到培养皿壁上生长增殖，具有克隆形成能力。在适当的定向分化条件下，MSC 能够产生成骨细胞、软骨细胞、脂肪细胞、成肌细胞与成纤维细胞等，在组织工程和再生医学领域具有一定作用。

　　由于骨髓细胞相对容易获取，并具有增殖潜力，多项研究探讨了利用骨髓来源干细胞促进疾病损伤的肌肉组织再生与修复。所用的供体细胞包括非分选的骨髓细胞、骨髓分离的侧群细胞（side population，SP）和 MSC 等。SP 细胞是使用荧光激活细胞分选法（fluorescence-activated cell sorting，FACS），利用原始态细胞排斥 Hoechst33342 核染料的能力，由骨髓或其他组织分离的少量亚组分细胞。这也是一种由骨髓细胞中富集造血干细胞的分离技术。受体动物则为诱发肌损伤的严重联合免疫缺陷（severe combined immuno-deficient，SCID）小鼠和基因突变的肌营养不良小鼠，后者缺乏肌膜内侧面骨架蛋白 dystrophin，或缺乏肌纤维膜蛋白 δ - 肌聚糖蛋白（δ-sarcoglycan）。研究发现，骨髓来源细胞在受体小鼠骨骼肌内的低移植效率，主要问题为成肌细胞分化能力低[6]。有报道，在输入骨髓细胞的小鼠肌组织内，仅检测到极少量供体来源的细胞核[4, 5]，或者在受体小鼠肌肉内能检测到大量供体细胞核，肌纤维却不表达转入的基因蛋白 sarcoglycan[7]。

第二节　BMMC 的分离策略与生长特性

　　研究 BMMC 是为了分离与鉴定一种骨髓来源的多能干细胞，并与肌肉来源的原始多能干细胞进行对照。使用的分离方法和基本程序与分离骨骼肌 NEMP 近似，目标于分离纯化的原始干细胞初级克隆。分离的第一步是通过酶消化制备分散的单细胞。与成体骨骼肌相比，成体骨髓基质内含有的细胞间质组织相对较少，因而仅使用了多级酶消化的第一级，即胶原酶消化。为设置与 NEMP 近似的肌肉组织消化环境，制备了一种含肌肉抽提物的消化液[8]。由小鼠股骨干的骨髓腔内吸出骨髓，置入这一抽提液中孵育 1 小时，然后收集骨髓单细胞，供进一步分离。在分离的第二步，将使用过滤法，移去易聚集成团的细胞；使用预贴壁法，分离并收集后期贴附的亚组分细胞。第三步将使用稀释法，从亚组分细胞中发展原始干细胞的初级克隆。在一项对照实验中发现，未使用肌肉抽提液处理的骨髓细胞在常规细胞培养基中缺乏成肌细胞分化能力，推测肌肉抽提液有可能诱发骨髓多能干细胞的体外定向分化。

从分离程序看，BMMC 不同于传统意义上的 MSC。在细胞分离第二步的初期，当将抽提液处理后的骨髓细胞种植到培养皿后，在 24 小时内将形成大量的贴壁细胞。然而，BMMC 是从少量滞后数天贴附的亚组分细胞中分离，并且只是这一亚组分细胞中少数具备克隆增殖能力的原始细胞。根据所发展的 BMMC 初级克隆数所推算，原始 BMMC 占小鼠骨髓有核细胞总数的 0.001‰ ～ 0.01‰，这一数值与骨髓中 HSC 的频率近似。据报道，生理情况下，具备长期自我更新能力的原始造血干细胞数量约为骨髓有核细胞总数的 0.01‰[9]。

由成体骨髓分离的 BMMC 初级克隆很难以单克隆细胞进行传代培养，因此收集了数个克隆一起扩增。在常规生长培养基中，为减少自发性肌管分化，NEMP 通常被维持在 ≤ 15% 的细胞密度下生长。BMMC 不同于 NEMP，在生长培养基中，并不表现很强的自发性肌管生成能力，因而可在较高的细胞密度下（15% ～ 30%）持续稳定地分裂生长，大量增殖。BMMC 扩增细胞以表达肌肉特异性转录因子 MyoD、Myf5 和肌肉卫星细胞标志物 Pax7 为特征。在体外分化条件下，70% 的 BMMC 成肌细胞可生成肌管；而在移植后，则在体内形成大量肌纤维。这些结果证实，原始 BMMC 在激活与扩增后，具有高度的成肌细胞分化能力。分析也证实，BMMC 的增殖细胞复合表达多种组织干 / 祖细胞的特异性分子标志物，除了成肌细胞，也包括神经、血液、血管干 / 祖细胞等。上述发现不仅支持 BMMC 具有多能干细胞的分子表达特征，也有可能揭示，这一原始多能干细胞依赖于具体作用环境的定向分化潜力。

对 BMMC 增殖细胞完成的集落形成实验，进一步验证了原始干细胞的生长潜力和高度成肌细胞分化特性。将增殖至第 16 ～ 20 代的 BMMC 细胞（倍增超过 50 ～ 60 次），以每平方厘米 10 个细胞种植于培养皿，生长 8 天后，40% ～ 60% 的细胞可发展为集落细胞群。BMMC 集落多为圆形，平均大小接近 $5mm^2$，呈随机分布。对单个集落内细胞的成像分析表明，集落内平均细胞数超过 6000。以一个集落起源于一个原始细胞计算，集落内细胞已完成 12 次分裂。集落内细胞主要为梭形，具有成肌细胞的典型形态。免疫细胞化学检测发现，77% 的集落含有 MyoD 阳性细胞，84% 的集落含有 Pax7 阳性细胞，证实 BMMC 具有高度成肌细胞集落形成能力（图 2-1）。

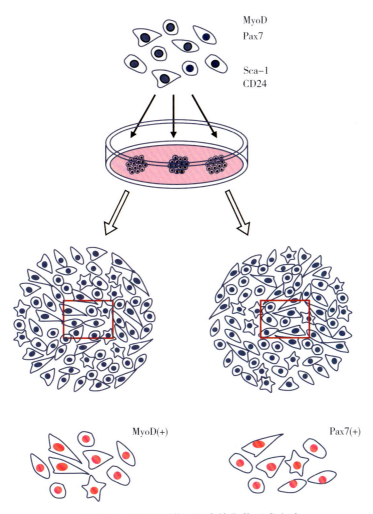

图 2-1　BMMC 增殖细胞的集落形成实验

　　BMMC 的集落分析结果与其传代实验结果极为一致。在常规细胞生长培养基中，BMMC 即使在分裂增殖超过 60 次以后，仍有 43% 的细胞表达成肌细胞特异性分子标志物 MyoD，58% 的细胞表达卫星细胞标志物 Pax7，并维持肌管生成能力。这也意味着一个 BMMC 具有生成至少 1×10^{18} 成肌细胞的潜能。几项研究分析肌肉卫星细胞的生长能力时发现，当卫星细胞由骨骼肌分离并种植于培养皿后，细胞在生长培养基中分裂数次，然后迅速分化为肌管。虽然某些亚组分肌肉卫星细胞在移植后出现有效肌纤维分化，但也表现了极为有限的体外增殖能力。与肌肉卫星细胞相比，BMMC 成肌细胞具有明显的增殖优势，以及在细胞治疗策略中潜在的应用前景。

第三节　BMMC 与骨骼肌再生

在肌肉研究领域，分离和鉴定多能干细胞的目标之一，是利用干细胞的高度增殖和多向分化潜能，生成定向肌肉前体细胞，通过细胞疗法，治疗肌肉组织的损伤与病变。移植实验是检测干细胞功能的主要方法。多项研究中使用了 mdx 小鼠作为受体，这是一种肌营养不良的动物模型，肌纤维缺乏细胞骨架蛋白 dystrophin，肌肉组织结构改变，出现局灶性肌纤维坏死和大量再生肌纤维。将分离于野生型小鼠的多能干／祖细胞植入 mdx 小鼠骨骼肌，其分化形成的肌肉前体细胞可与 dystrophin 阴性的再生肌纤维融合，表达细胞骨架蛋白 dystrophin，从而修复病变的肌组织。因此，移植后的供体细胞在受体小鼠骨骼肌内产生健康的 dystrophin 阳性肌纤维，是评价多能干细胞在体成肌分化和再生肌纤维能力的常用指标。

在检测 BMMC 再生和修复损伤肌组织的实验中，使用了两种 mdx 小鼠模型。一种为具有完善免疫功能的 mdx 小鼠，在细胞移植前，受体小鼠肌组织未使用 X 射线辐射处理。另一种为具有免疫功能缺陷的 mdx nu/nu 小鼠，在细胞移植前，受体小鼠肌组织使用了 X 射线辐射处理。选用免疫功能缺陷的小鼠，可避免受体免疫系统对供体细胞产生的排斥效应；而使用 X 射线处理受体组织，则可抑制内源性肌肉前体细胞的激活[10]。在细胞移植中，两种策略均可促进供体来源细胞或肌纤维在受体肌肉组织的长期生存。

在第一种小鼠模型的实验中，将 BMMC 成肌细胞（表达 Pax7、MyoD、Myf5）植入 mdx 小鼠腓肠肌后 2 周，在受体肌组织内可检测到大量 dystrophin 阳性肌纤维。以植入 300 000 供体细胞计算，可产生高达 800 的 dystrophin 阳性肌纤维。在以往报道的研究中，使用同样的动物模型，表现最佳移植效率的细胞是从新生期小鼠骨骼肌分离的多能干细胞（muscle-derived stem cell，MDSC）[11]。BMMC 在移植早期产生 dystrophin 阳性肌纤维的效率与 MDSC 接近。研究也发现，在 BMMC 细胞的移植后期（5 ～ 7 周），dystrophin 阳性肌纤维数明显下降，在移植区只检测到少量分散的供体肌纤维。

但是，在第二种小鼠模型的实验中，植入 50 000 供体细胞至辐射处理

的 mdx nu/nu 小鼠胫骨前肌，在植入后 5 周，依然检测到超过 800 的健康态
dystrophin 阳性的再生肌纤维。在这一实验中，移植的供体细胞数仅为免疫完
善小鼠移植细胞数的 1/6。这也意味着，在经过辐射和有免疫功能缺陷的肌营
养不良 mdx nu/nu 受体小鼠，BMMC 产生的 dystrophin 阳性肌纤维数是未辐射
mdx 小鼠的 6 倍，存活时间也明显延长（图 2-2）。使用第二种 mdx 小鼠模型，
BMMC 成肌细胞产生 dystrophin 阳性肌纤维的效率，近似于由小鼠骨骼肌分选

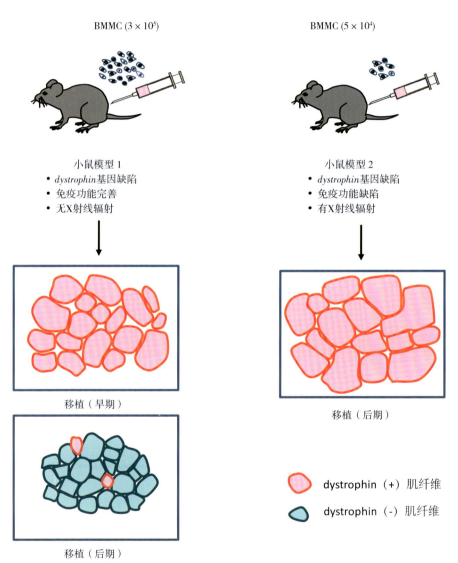

图 2-2　BMMC 成肌细胞在两种 mdx 小鼠模型中的移植效率

的肌肉卫星细胞，然而，后者由横膈肌组织分离，在体外的成肌细胞扩增能力极为有限[12]。基于 BMMC 的巨大增殖潜力，这是目前使用第二种动物模型得到的最具效率的 dystrophin 阳性肌纤维移植体。上述发现同时也解释了在第一种动物模型中 dystrophin 阳性肌纤维数随移植时间延长而减少的主要原因。

两种 mdx 小鼠模型的移植结果均表明，BMMC 在促进损伤肌肉组织的恢复中具有积极效应。对比肌肉卫星细胞，BMMC 成肌细胞的最大优势是在体外表现的增殖能力。与其他骨髓分离的多能干细胞相比，则是 BMMC 在移植后表现的成肌细胞分化潜力。在分析 BMMC 各期增殖细胞时发现，成肌细胞组分（表达 Pax7、MyoD、Myf5）的形成，有可能存在一个诱发阶段。这表明，适时的体外细胞培养，获取高纯度、定向分化的肌肉前体细胞，亦有利于促进骨髓多能干细胞移植的成功率。BMMC 在体外这一成肌细胞分化特点，有可能部分解释了以往研究中使用骨髓来源的分选细胞移植时出现低效率的原因。

需要指出的是，尽管 BMMC 表现出肌肉再生能力，但依然不清楚基于多能干细胞的细胞替代策略能否在骨骼肌变性疾病的治疗中发挥作用。对 NEMP 的研究已揭示，这一胚胎期样原始干细胞的激活、增殖与分化，可形成 Duchenne 型肌营养不良患者样变性肌纤维，为这一疾病的起因提出了新的解释，也将对其治疗策略产生潜在的影响。

第四节　鉴定 BMMC 多能性的实验依据及潜在意义

对 BMMC 的分子表达类型与组织细胞定向分化能力的分析揭示，这一原始细胞具有多向分化潜能。在 BMMC 增殖细胞中，未检测到全能干细胞特异性标志物 Oct-4 和 Nanog，但检测到组织多能干细胞标志物 Sca-1 和 ABCG2。全能干细胞主要指胚胎干细胞和胚胎生殖细胞，理论上具有分化为所有三胚层组织细胞的潜能。多能干细胞通常来源于不同组织，可生成特定组织多种细胞类型，也可能具有跨越组织界限的多细胞分化潜能。目前，对 BMMC 分化能力的检测主要包括成肌细胞和神经细胞谱系。在有利于骨骼肌细胞增殖分化的生长条件下，BMMC 可持续、稳定地生成成体骨骼肌前体细胞；这种成肌细胞在植入小鼠骨骼肌后，能够形成大量健康态再生肌纤维。而在有利于神经细胞生长和分化的培养液中，BMMC 增殖细胞则表达了神经元特异性标志物，虽然只有极少数细胞显示了神经元的形态特征。BMMC 的这种低频率神经元分化，有可能反映了神经细胞的复杂性和多样性，要求具备更为特异性的细胞培养条件，完成其定向分化。

BMMC 向其他细胞谱系的分化，主要表现在其增殖细胞表达多种组织干/祖细胞特异性分子标志物。在常规细胞培养基中，BMMC 增殖细胞除了表达数种肌肉特异性基因外，也在不同程度上表达了其他组织干/祖细胞标志物。例如，BMMC 增殖细胞表达了细胞表面分子标志物 CD34 和 CD24，两种标志物均与血液前体细胞有关。CD34 为一种跨膜糖蛋白，是常用的造血干/祖细胞标志物之一。有报道，CD34 也在肌肉卫星细胞和在新生期小鼠骨骼肌分离的多能干细胞（MDSC）中表达[11]。但是，在成体小鼠骨骼肌分离的 NEMP，虽然生长在同样细胞培养条件下，则未检测到 CD34。这些结果表明，BMMC 表达 CD34 与细胞内在生物特性有关，而非受环境因素的影响。CD24 是一种糖基磷脂酰肌醇结合性糖蛋白，分布于所有 B 细胞、活化的 T 细胞、部分成神经细胞，可能与 B 细胞增殖和分化有关。在 BMMC，高达 60% 的中期增殖细胞表达 CD24；在倍增次数超过 60 的后期增殖细胞中，仍有 35% 的 CD24 阳性细胞。这些分化细胞潜在的免疫功能特性，值得进一步研究。

使用定量 RT-PCR 检测 BMMC 中期增殖细胞也发现，比较阳性对照组的脑组织及 NEMP 细胞，BMMC 表达了较高水平的 NG2 mRNA。NG2 是血管前体细胞周细胞（pericyte）的标志物[13]，也被认为与少突胶质细胞前体细胞有关。不过，尽管 BMMC 可分化为神经元，但在 BMMC 未检测到星形胶质细胞标志物 GFAP 的表达，少突胶质细胞标志物髓鞘碱性蛋白（myelin basic protein, MBP）也仅表达在极低水平。因此，NG2 在 BMMC 的表达，更有可能反映了多能干细胞在常规培养条件下向血管前体细胞谱系的分化，而非少突胶质细胞谱系。

BMMC 表达周细胞标志物也引发了一个相应的推测：是否这一原始干细胞起源于骨髓中的小血管？从细胞分离看，骨骼肌组织含有丰富的血管网。如果骨髓血管是 BMMC 的起源，在由骨骼肌组织分离原始多能干细胞时，极有可能亦获取 BMMC。然而，尽管使用了 5-7-10 周年龄的野生型小鼠作为供体组织，却并未从骨骼肌中分离到 BMMC 样初级克隆，但均获取了 NEMP 初级克隆，从而间接排除了 BMMC 起源于血管前体细胞的假设。

成体骨髓是原始造血干细胞和间充质干细胞的主要来源。研究亦报道，由成体骨髓分离的细胞具有分化为肌肉、肝、大脑等多种组织细胞的能力[4, 14, 15]。相对于其他骨髓来源的多能干细胞，BMMC 显示了几项生物学特性。第一，从细胞分离程序看，BMMC 是骨髓亚组分慢贴壁细胞中具有克隆生长潜力的少量原始细胞，因而，其并非是传统意义上的骨髓间充质干细胞。但 BMMC 在扩增后，具有间充质干细胞的生长特性，即能贴壁生长、可克隆性增生、具有强大的增殖能力。第二，BMMC 增殖细胞表达血液干 / 祖细胞标志物 Sca-1、CD34，B 细胞标志物 CD24，以及血管前体细胞标志物 NG2，提示这一骨髓多能干细胞与血液细胞、血管细胞之间的谱系联系。第三，BMMC 的定向分化细胞之一，如骨骼肌前体细胞，除了具有在体外的巨大增殖能力，在植入体内后，亦能够有效地再生与修复损伤的肌纤维。BMMC 的成肌效应与多细胞谱系的分化潜能表明，BMMC 有可能代表了一种新型的成体多能干细胞，可适应环境条件改变，提供定向分化的功能性组织细胞，从而参与损伤组织的修复与更新。这一骨髓来源的多能干细胞有可能在再生医学、组织工程等领域具有广泛的应用前景。

参考文献

[1] Harrison D E, Jordan C T, Zhong R K, et al. Primitive hematopoietic stem cells: direct assay of most productive populations by competitive repopulation with simple binomial, correlation and covariance calculations[J]. Exp Hematol, 1993, 21: 206-219.

[2] Terstappen L W, Huang S, Safford M, et al. Sequential generations of hematopoietic colonies derived from single nonlineage-committed CD34+CD38- progenitor cells[J]. Blood, 1991, 77: 1218-1227.

[3] Caplan A I. Mesenchymal stem cells[J]. J Orthop Res, 1991, 9: 641-650.

[4] Ferrari G, Cusella-De Angelis G, Coletta M, et al. Muscle regeneration by bone marrow-derived myogenic progenitors[J]. Science, 1998, 279: 1528-1530.

[5] Gussoni E, Soneoka Y, Strickland C D, et al. Dystrophin expression in the mdx mouse restored by stem cell transplantation[J]. Nature, 1999, 401: 390-394.

[6] Fujita R, Tamai K, Aikawa E, et al. Endogenous mesenchymal stromal cells in bone marrow are required to preserve muscle function in mdx mice[J]. Stem Cells, 2015, 33: 962-975.

[7] Lapidos K A, Chen Y E, Earley J U, et al. Transplanted hematopoietic stem cells demonstrate impaired sarcoglycan expression after engraftment into cardiac and skeletal muscle[J]. J Clin Invest, 2004, 114: 1577-1585.

[8] Qu-Petersen Z, Andersen J L, Zhou S. Distinct embryonic and adult fates of multipotent myogenic progenitors isolated from skeletal muscle and bone marrow[J]. Cell Biol, 2015, 3: 58-73.

[9]　Berardi A C, Wang A, Levine J D, et al. Functional isolation and characterization of human hematopoietic stem cells[J]. Science, 1995, 267: 104-108.

[10]　Morgan J E, Pagel C N, Sherratt T, et al. Long-term persistence and migration of myogenic cells injected into pre-irradiated muscles of mdx mice[J]. J Neurol Sci, 1993, 115: 191-200.

[11]　Qu-Petersen Z, Deasy B, Jankowski R, et al. Identification of a novel population of muscle stem cells in mice: potential for muscle regeneration[J]. J Cell Biol, 2002, 157: 851-864.

[12]　Montarras D, Morgan J, Collins C, et al. Direct isolation of satellite cells for skeletal muscle regeneration[J]. Science, 2005, 309: 2064-2067.

[13]　Kunisaki Y, Bruns I, Scheiermann C, et al. Arteriolar niches maintain haematopoietic stem cell quiescence[J]. Nature, 2013, 502: 637-643.

[14]　Petersen B E, Bowen W C, Patrene K D, et al. Bone marrow as a potential source of hepatic oval cells[J]. Science, 1999, 284: 1168-1170.

[15]　Brazelton T R, Rossi F M, Keshet G I, et al. From marrow to brain: expression of neuronal phenotypes in adult mice[J]. Science, 2000, 290: 1775-1779.

第3章 NEMP 在体外和体内实验中的原始类脑器官分化

摘要

　　体外克隆分析是鉴定多能干细胞生长、分化能力的常用方法。使用单细胞克隆分离法，由 NEMP 增殖细胞中发展后期克隆并完成亚克隆分析发现，单一 NEMP 存在于增殖细胞中，克隆细胞即使生长在二维平面的培养皿底部，亦能够分化为独特的胚胎类脑器官、类神经核、原始成肌细胞等多种亚克隆。移植实验也揭示，NEMP 在受体骨骼肌内能够克隆性生长和分化，生成由原始肌纤维和异位神经组织构成的嵌合型移植体。异位神经组织以大量低分化细胞组成的结节状细胞群为特征，或具有胚胎早期三部分原始脑泡——前脑泡、中脑泡、菱脑泡／后脑泡的典型形态和空间分布，或表现了神经核样的链状排列。结果证实 NEMP 独特的胚胎期中枢神经系统和原始肌肉组织的分化能力，为其神经上皮成肌干细胞的基本属性，提供了确凿的实验证据。

第一节　NEMP 增殖细胞的集落形成实验

　　干细胞具有自我更新、多向分化和高度增殖的潜能，在适当的体外细胞培养和体内移植条件下，能够克隆性生长、增增和分化，由此生成异质性细胞集落。因此，对原始干细胞的克隆分析是鉴定组织多能干细胞生长与分化功能的常用方法之一。在前期有关 NEMP 和 NEMP-c 的研究中已发现，两组细胞在早期增殖后，均具有很强的自发性神经分化趋势，能够生成神经元、神经胶质细胞和梭状肌管，通常不发展为明显的细胞集落。但研究也发现，在 NEMP 后期增殖细胞中，虽然肌肉前体细胞特异性基因表达水平下降，而数种神经元和胶质细胞谱系相关的基因表达水平则明显上升；增殖细胞也能够克隆性生长，形成多种细胞集落。基于这些发现，对 NEMP 后期增殖细胞在体外培养条件下的集落形成能力及其多样性进行了分析，集中于神经和成肌细胞谱系。集落形成方法与前文中由 BMMC 增殖细胞中发展集落的方法相同，从而有助于两类干细胞组分之间分化能力的相互对照。

将 NEMP 增殖至第 16～20 代的细胞以每平方厘米 10～20 个细胞种植于培养容器中，在常规细胞生长培养液中生长 8 天后，能够形成多种细胞集落。NEMP 集落在外形、分布和细胞组成上都与 BMMC 集落有很大差异。BMMC 生成的多为大集落、圆形、随机分布，而 NEMP 增殖细胞形成的集落则大小不一、外形多样、通常数个集落组成特定形式的空间排列。根据集落大小和集落内细胞密度的差别，NEMP 集落主要分为两类：第一类（Ⅰ类）为大集落、高细胞密度；第二类（Ⅱ类）为小集落、低细胞密度。但是，即使为 NEMP 的 Ⅰ 类大集落，平均大小不到 BMMC 集落的 1/2，集落内平均细胞数仅为 BMMC 的 1/6。此外，不同于 BMMC 集落含有大量成肌细胞，在 NEMP 的集落内，细胞组成极具多样性。

使用 GFAP 和 MyoD 双抗体染色法，检测集落内神经和成肌细胞谱系双向分化，则可将 NEMP 集落分为四类：GFAP 和 MyoD 双阳性细胞集落或神经成肌细胞双分化集落（31%）、MyoD 阳性细胞集落或成肌细胞分化集落（8%）、GFAP 阳性细胞集落或神经分化集落（29%）及 GFAP 和 MyoD 双阴性细胞集落（32%）。GFAP 和 MyoD 双阳性细胞集落多为大集落，内含多种形态细胞。GFAP 阳性细胞集落则多为低细胞密度的小集落，内含星形胶质样细胞，其中少量集落由 GFAP 阳性的大胶质细胞组成。双抗体阴性细胞集落种类多样，部分集落内细胞具有神经元的典型形态，并表达神经元特异性标志物 Tuj-1，其他集落中细胞有待进一步鉴定（图 3-1）。

从形态和分子表达类型分析，上述不同集落内出现的 GFAP 和 MyoD 双标记细胞、GFAP 阳性的大胶质细胞、Tuj-1/β-Ⅲ tubulin 阳性神经元及 MyoD 表达的成肌细胞等，与 NEMP 及其早期分化细胞更为类似，而不是集落分析中所种植的 NEMP 后期主体分化细胞。这些结果有可能提示，在 NEMP 增殖细胞中，存在少量具有长期自我更新能力的原始干细胞，保留分化为早期神经细胞、成肌细胞的潜力，并且能够克隆性增殖，形成多种细胞集落。

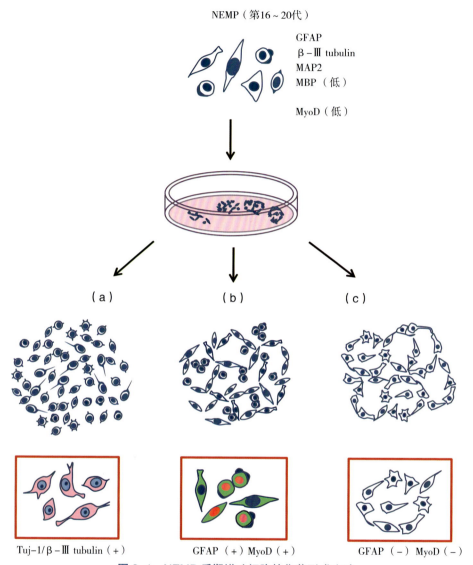

图 3-1　NEMP 后期增殖细胞的集落形成实验

图中 a、b、c 分别为代表性集落

第二节　体外克隆分析：单一 NEMP 分化为胚胎类脑器官亚克隆

基于上述集落形成的实验结果，提出传代细胞中可能存在原始 NEMP 的观点极为重要。对这一细胞的分离和分化能力的研究，将有助于在单细胞水平证实 NEMP 的高度自我更新能力及其分化潜能的多样性。为此，设置了进一步的检测和分析：①从 NEMP 增殖细胞中分离原始细胞的后期克隆；②检测克隆细胞的亚克隆形成能力及其异质性。

一、NEMP 后期克隆的分离

将 NEMP 扩增至第 16 代的细胞种植到胶原包被的 96- 孔培养盘中，选取单孔单细胞，并将其维持在常规生长培养基中生长 6 天，能够发展源于单一细胞的 NEMP 后期克隆。根据 NEMP 初级克隆细胞的形态特点——例如，细胞圆形或多形，胞体周围有光圈，以及细胞之间有明显的接触性抑制等——选取其中一个克隆。

二、NEMP 后期克隆的亚克隆分析

将 NEMP 后期克隆细胞扩增数代，然后以每平方厘米 10 ～ 20 个细胞种植于培养皿中，在常规细胞生长培养液中生长 8 天，在不同培养皿内均出现少量高细胞密度亚克隆或细胞集落。亚克隆大小不一，出现频率为种植细胞数的 5% ～ 10%。在高细胞密度亚克隆之间，也分布有低细胞密度亚克隆，出现频率为高细胞密度亚克隆的 2 ～ 3 倍，而细胞密度仅为高细胞密度亚克隆的 1/4。出乎预期，但符合 NEMP 胚胎神经干细胞分化特征的是，亚克隆表现了特殊的空间分布与排列：即使生长在二维平面的培养皿底部，某些高细胞密度亚克隆已呈现了胚胎期中枢神经系统，或原始脑泡样的形态与空间定位[1]。另外一些亚克隆则显示了脑神经核样的成对分布，或神经节样的链状排列。这些发现揭示，起源于单一 NEMP 的亚克隆分化具有胚胎神经组织和器官样特征（图 3-2）。

免疫细胞化学分析发现，所有大克隆都表达了神经上皮干细胞标志物 musashi-1，95% 的大克隆表达了神经干细胞和星形胶质细胞标志物 GFAP，但没有克隆被检测到全能干细胞标志物 Nanog。克隆内细胞也程度不一地表达神经元标志物神经元特异性烯醇化酶（neuron-specific enolase，NSE）和脑室壁细胞标志物 S-100。分析证实了亚克隆具有神经谱系多种分化细胞的分子表达特征。此外，92% 的高细胞密度亚克隆表达肌肉特异性基因蛋白 MyoD，但只有约一半的低细胞密度亚克隆为 MyoD 阳性。

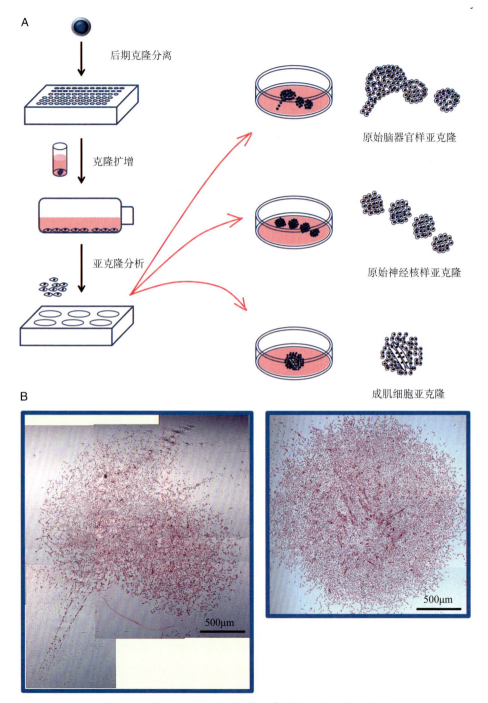

A

后期克隆分离

克隆扩增

亚克隆分析

原始脑器官样亚克隆

原始神经核样亚克隆

成肌细胞亚克隆

B

500μm

500μm

图 3-2 单一 NEMP 的原始神经类器官分化和成肌分化

A. NEMP 后期克隆的分离及其亚克隆分析; B. 原始类脑器官亚克隆 (左) 和成肌细胞亚克隆 (右)
HE 染色图像

MyoD 和 musashi-1，以及 MyoD 和 GFAP 双抗体染色发现，所有 MyoD 阳性亚克隆都复合表达 musashi-1 或 GFAP，因此，这种 musashi-1（＋）GFAP（＋）MyoD（＋）克隆具有神经肌肉双向分化的分子特征；而 musashi-1（＋）GFAP（＋）MyoD（－）克隆，则被认为具有神经谱系的分化特征。

　　在体外实验中，由 NEMP 后期克隆细胞产生胚胎类脑器官亚克隆，是这一多能干细胞最具特征性的分化能力之一。结果证实，原始干细胞在后期增殖细胞的存在，也对鉴定 NEMP 的生物特性与功能具有重要意义。其一，在早期胚胎发育中，神经上皮细胞是构成原始中枢神经系统的前体细胞[2]，因此，这一发现明确指出，NEMP 具有神经上皮细胞的功能特征。其二，发育期的神经干细胞分化具有明显的时空特征[3]。例如，在神经胚形成期，外胚层细胞特化，生成单层神经上皮细胞组成的神经板；此后，神经板细胞继续增殖分化，空间定位改变，构成中空管状的神经管，含三部分膨大，分别为原始前脑、中脑和后脑。而 NEMP 形成的胚胎样中枢神经系统结构，则表现为形态、空间分布与原始脑器官类似的细胞群或亚克隆。这一特殊的胚胎神经组织器官分化，可能是某种更为原始的干细胞引发更为原始的神经胚分化在特定状态下的反映；也可能是由于原始神经干细胞在体外实验中作为单一干细胞分化的特殊表现。然而，不论 NEMP 作为上述何种前体细胞，均具有共同的功能特征，即单一原始 NEMP 具备产生胚胎期神经组织和多种器官的分化潜能。

第三节　体内移植体分析：NEMP 形成原始类脑器官嵌合体

　　NEMP 在移植后，也表现了与体外实验相一致的胚胎神经类器官分化。

　　在脊椎动物发育早期，胚胎通过原肠胚阶段形成三胚层，并开始进入神经胚形成阶段。神经胚形成是指由神经板出现到神经管闭合这一时程，相当于人胚 18 ～ 28 天，鼠胚 8 ～ 10 天。在这一过程中，神经板发育为中枢神经系统的原基，包括三部分原始脑泡：前脑泡、中脑泡、菱脑泡 / 后脑泡。脑神经运动核发生在人胚第 28 天。此后，前脑泡向两侧形成两个端脑，端脑腹侧下皮层形成大神经核团基底神经节（纹状体、苍白球），中脑基板形成红核与黑质，菱脑泡 / 后脑泡则演变为小脑。由此可见，原始脑泡、脑神经运动核、基底神经节及其相关的神经核团均为胚胎发育早期的基本结构。

为检测 NEMP 的在体分化功能，使用了两组独立分离的 NEMP 细胞：一组为 NEMP，由三个初级克隆扩增而成，分离于正常成年雌性小鼠骨骼肌；另一组为 NEMP-c，由一个初级克隆扩增而成，为使用两次低密度稀释法克隆分离于正常成年雄性小鼠骨骼肌。将上述两组 NEMP 和 NEMP-c 的中期增殖细胞植入成年 mdx 小鼠腓肠肌，40 ～ 65 天后，在超过 2/3 的移植肌内可检测到供体肌纤维移植体。

然而，使用 HE 染色对移植肌的组织学分析发现，在少量后期移植肌中，出现异常组织结构的嵌合型移植体。典型的嵌合体外形类似于发育早期的胚胎，由原始态肌组织和异位神经组织构成。肌组织主要分布于移植体外周，由大量小直径、周边核的原始肌纤维组成，表达 dystrophin，揭示移植体的供体特征。神经组织则主要为大量小圆蓝细胞，散在分布或形成多种形态的结节样细胞群。其中，分布于移植体内近似胚胎神经管区域的三个细胞群分别为半球形、管状和叶片状，表现了胚胎早期三部分原始脑泡——前脑泡、中脑泡、菱脑泡/后脑泡的典型外部形态及空间分布[1]。检查移植体的系列切片，三部分细胞群分离，提示各脑泡样细胞群源于独立的前体细胞。在移植体内其他区域，也可频繁地出现排列成链状的细胞团，通常为 4 ～ 5 个，类似于胚胎早期发育中形成的脑神经核或神经节（图 3-3）。

NEMP 形成的这种嵌合型移植体很可能起源于单一原始干细胞的克隆分化。在体外实验中，单一 NEMP 可产生脑器官和神经核样亚克隆，类似于这一嵌合型移植体，为嵌合体的克隆起源提供了有力的支持。此外，嵌合型移植体出现的低频率也提示，供体细胞中很可能存在少量具有自我更新能力的原始干细胞，在移植后，可在受体组织克隆性生长，产生原始态肌肉和胚胎类脑器官细胞群或细胞结节。

使用免疫组织化学对 NEMP 嵌合型移植体的分析发现，分布于结节内的原始小细胞，以及结节外的大量单细胞都表达了 musashi-1。musashi-1 是一种 RNA 结合蛋白，在神经上皮细胞和神经干细胞表达，也在脑肿瘤内表达[4]，但在有丝分裂后的神经元则不表达。移植体内细胞不表达胚胎干细胞标志物 Nanog。极少量单细胞表达了 NSE，但未检测到成肌细胞特异性标志物 MyoD 和肌肉卫星细胞标志物 Pax7。分析揭示，在移植体内的大量单细胞具有原始神经外胚层细胞的分子表型。

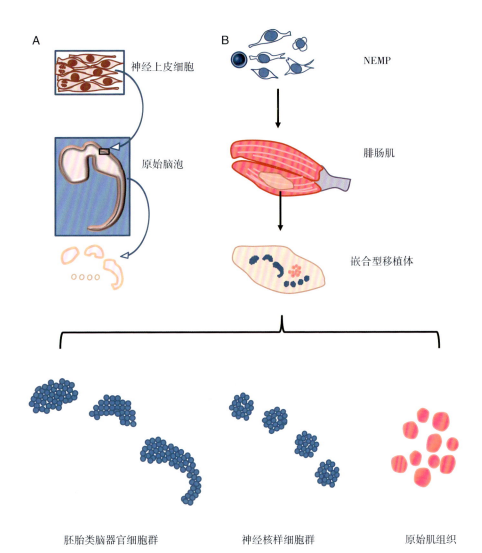

图 3-3　NEMP 在骨骼肌内的异位原始脑器官样分化和成肌分化

A. 鼠胚中枢神经系统（神经管）及其各部分胚胎脑器官图解；B. NEMP 在移植体内生成胚胎类脑器官细胞群和原始肌组织示意图

　　在同样的细胞培养条件下，使用相同的动物移植模型，在 BMMC 移植的肌肉中，均未检测到异位神经组织。离体实验对 BMMC 增殖细胞的集落分析结果也不支持这一原始干细胞具备产生胚胎类脑器官或神经组织的潜能。这表明，NEMP 产生的原始态异位神经组织具有细胞特异性。

　　不过，产生神经外胚层组织，却是胚胎干细胞和上胚层细胞在移植实验中表现的体内分化特征。将分离于小鼠或人类胚胎内细胞团的胚胎干细胞，或分离于小鼠上胚层的细胞植入严重免疫功能缺陷的小鼠皮下或肾脏，在植入组织中，能够形成畸胎瘤，含有所有三胚层组织的分化产物，包括出现神经管结构的神经上皮组织（外胚层），脂肪、软骨、骨和肌组织（中胚层），以及小肠上皮等（内胚层）[5, 6]。不同于胚胎干细胞的三胚层组织分化和形成神经管等结构，NEMP 在移植至成体组织后，形成的嵌合体则由原始态肌组织和神经外胚层组织构成，后者主要为大量原始细胞组成的胚胎类脑器官细胞团和神经核样细胞群。由于在离体实验中，单一 NEMP 的克隆分化亦生成了胚胎类脑器官亚克隆和神经核样细胞群，类似于这一在体分化，结果明确指出，NEMP 具有某种更为原始神经上皮干细胞的分化能力。

综合以上结果表明，NEMP 是一种源于成体组织的新型多能干细胞，虽然缺乏胚胎干细胞的全能性，但具备在成体组织中克隆性生长及形成独特的原始神经和肌组织的分化潜能。

参考文献

[1] Qu-Petersen Z. Forming embryonic-like nervous tissues and organs by muscle-derived neuroepithelial myogenic progenitors[J]. Am J Psychiatry Neurosci, 2016, 4: 79-86.

[2] Sue O'shea K. Neural stem cell models of development and disease. In neural stem cells: development and transplantation[M]. Bottenstein J E, ed. (Kluwer Academic Publishers, Boston), 2003: 1-54.

[3] Temple S. The development of neural stem cells[J]. Nature, 2001, 414: 112-117.

[4] Plaks V, Kong N, Werb Z. The cancer stem cell niche: how essential is the niche in regulating stemness of tumor cells[J]? Cell Stem Cell, 2015, 16: 225-238.

[5] Thomson J A, Itskovitz-Eldor J, Shapiro S S, et al. Embryonic stem cell lines derived from human blastocysts[J]. Science, 1998, 282: 1145-1147.

[6] Smith A. Embryonic stem cells. In stem cell biology[M]. Marshak D R, Gardner R, Gottlieb D, eds. (Cold Spring Harbor Laboratory Press, NY), 2001: 205-230.

第4章 定义骨骼肌来源的原始神经肌肉干细胞

📑 摘要

　　由成体骨骼肌组织已经分离出多种干/祖细胞，或为肌肉组织的结构成分，或（和）发挥特定的生理功能。而存在于中枢神经系统不同区域的神经干细胞，则能够分化为特定部位的功能性神经元。不同于多数以往报道的肌肉和神经组织干细胞，NEMP 缺乏分化为功能性成年期肌肉前体细胞的能力，却表现了特征性的胚胎期神经干细胞和肌肉祖细胞的分化命运。根据原始细胞分化行为和于成体组织的非功能特性而做出的定义，NEMP 是一种新型的、源于成体组织的胚胎遗留干细胞，有可能成为疾病组织的细胞起源，而非再生与修复损伤组织的细胞来源。

第一节　骨骼肌来源的干/祖细胞的多样性与功能特征

　　骨骼肌由大量具有收缩功能的肌纤维组成，每根肌纤维是一个多核的肌细胞。在骨骼肌组织内也分布有不同类型的单核成肌细胞，其中，研究最多的是肌肉卫星细胞。卫星细胞位于每根肌纤维膜表面，基底膜之下，是成体骨骼肌的前体细胞。骨骼肌在损伤后，肌纤维通常能在一定程度上自我修复，肌肉卫星细胞是执行这一功能的主要成肌细胞。在正常成体骨骼肌中，卫星细胞维持相对静息状态，常用的特异性标志物有 Pax7 和 M-cadherin 等。肌肉卫星细胞具有单向分化功能，只能增殖并分化为成肌细胞或肌原细胞（myoblast）。

除了肌肉卫星细胞，骨骼肌也存在其他类型的组织特异性干/祖细胞。基于骨骼肌在取材上的易行性，由肌肉组织分离具有成肌细胞分化潜力的多能干细胞的策略，在干细胞研究领域一直受到较大关注。利用预先设定的细胞表面分子标志物，由骨骼肌组织能够分离出不同的亚组分间充质前体细胞。比如，使用 Sca-1 和血小板衍生的生长因子受体 α 肽（PDGFRα）作为标志物，由骨骼肌分离的成纤维脂肪前体细胞，在体内能够生成脂肪组织和成纤维细胞，但缺乏成肌细胞分化能力[1, 2]。使用 PW1，一种细胞应激介质，作为标志物，由幼鼠骨骼肌能够分离出亚组分间质细胞，表达 Sca-1 和 CD34 但不表达肌肉卫星细胞标志物 Pax7，在移植至损伤骨骼肌组织后，能够分化为肌纤维，也能生成间质细胞[3]。而使用碱性磷酸酶（alkaline phosphatase，ALP）为标志物，由人骨骼肌组织能够分离出表达 NG2 的血管祖细胞，具备分化为肌纤维的能力[4]；也有报道，这些细胞能够产生非成肌细胞的间充质组织成分[5]。但是，与卫星细胞相比，间充质祖细胞并未显示出更为有效的成肌细胞分化和肌肉再生能力。研究也表明，在骨骼肌内，与结缔组织、脂肪、血管等结构相关的组织前体细胞，主要作用是在生理和病理状态下，参与维持和调节成肌细胞的基本功能[6-8]。

在另一类研究中，使用系列贴壁法和集落形成实验，由新生期小鼠骨骼肌能够分离出少量干细胞集落（MDSC）[9]。集落由 300 ~ 500 个细胞组成，数量约为 NEMP 初期克隆细胞数的 5 倍。集落细胞可在体外大量增殖，增殖细胞表达稳定的干细胞表面抗原 Sca-1 和 CD34，也表达肌肉特异性转录因子 MyoD。将 MDSC 增殖细胞植入免疫功能完善的 mdx 小鼠，在移植后 10 ~ 90 天，在受体骨骼肌均形成大量 dystrophin 阳性肌纤维。移植体内供体肌纤维数量超过卫星细胞移植肌的 5 ~ 10 倍。MDSC 具有多向分化潜能。在神经生长因子诱导下，近 1% 细胞能够表达施万细胞或少突胶质细胞标志物；小于 10% 的非诱导细胞表达血管内皮细胞标志物。将携带绿色荧光蛋白（green fluorescent protein，GFP）基因的 MDSC 或转导了 lacz 基因的 MDSC 植入肌肉后，在外周神经和血管区域，发现少量供体细胞表达施万细胞标志物 CNPase 和血管内皮细胞标志物血管性血友病因子（von Willebrand factor，vWF）。

与上述干/祖细胞相同，NEMP 也是分离于骨骼肌组织。然而，NEMP 是使用克隆分离法纯化，具有独特的胚胎期神经和肌肉组织细胞分化命运的原始干细胞。从分离方法和细胞生物特性看，NEMP 完全不同于由骨骼肌分离的数种间充质祖细胞。此外，虽然 NEMP 的克隆来源和 MDSC 的集落分离均导致了更为纯化的干细胞组分，但两种原始细胞的分化潜力与功能性质却有明显差别。第一，MDSC 在增殖后，65% 的细胞表达 Sca-1，77% 的细胞表达 CD34。而 NEMP 在扩增后，在约 10% 的中期增殖细胞和近半数的后期增殖细胞中检测到 Sca-1，但未检测到 CD34 表达细胞。第二，NEMP 在体外的阶段性成肌细胞生成能力和典型的自发性胚胎期样神经组织细胞分化，与 MDSC 的高度成肌细胞增殖和分化能力构成鲜明对照。第三，MDSC 分离于新生期小鼠骨骼肌，而 NEMP 由成体小鼠肌肉组织分离。在使用年龄 5 ～ 10 周的正常小鼠作为供体的细胞分离实验中，均未发现具备高度成肌细胞分化潜力的集落细胞群，但能够获得 NEMP 初级克隆。这两种干细胞增殖和分化能力的差异不可能归因于供体小鼠年龄的差别，更有可能的解释是，在新生期肌肉组织，含有一种具备高度增殖潜能和成肌细胞集落形成能力的干细胞，在幼鼠肌肉分离物中，由于这一细胞的快速生长，从而有可能取代其他生长缓慢的原始多能干细胞。

第二节　成体神经干细胞与 NEMP 的分化潜力

在很长时间内，科学家认为，哺乳动物中枢神经系统的神经元在出生后便丧失分裂和再生能力。直到 20 世纪 90 年代，在成年哺乳动物大脑不同区域发现神经干细胞，这一观念才得以改变。成体神经干细胞是指位于中枢神经系统某些区域的少量非成熟细胞，具有自我更新能力及分化为神经元、星形胶质细胞和少突胶质细胞的潜能。神经干细胞胞体含有中间丝蛋白巢蛋白（nestin），是检测神经干细胞的常用标志物。神经干细胞的分化细胞可用特异性分子标志物予以验证，如神经元标志物有 β_3- 微管蛋白（β - Ⅲ tubulin）、微管相关蛋白 2（MAP2）、神经丝蛋白（neuro filament protein，NF）、神经元特异性烯醇化酶（NSE）等，星形胶质细胞标志物有神经胶质原纤维酸性蛋白（GFAP），少突胶质细胞标志物有髓鞘碱性蛋白（MBP）和 O4 等。

研究发现，在前脑侧脑室室管膜下区（subventricular zone，SVZ）分布有神经干细胞[10]。SVZ 干细胞具有星形胶质细胞特征，表达神经胶质原纤维酸性蛋白（GFAP），可通过不对称分裂完成自我更新，并产生具有高度增殖能力的子代细胞。干细胞能够沿着特定路线迁移至嗅球，生成新的嗅球中间神经元和胶质细胞。成体神经干细胞在含有 EGF 和 FGF-2 的无血清培养基中增殖可形成神经球，表达 nestin。神经球细胞能够形成新的神经球，以及分化为星形胶质细胞（GFAP 阳性）、少突胶质细胞（O4 阳性）和神经元（β - III tubulin 阳性），揭示神经干细胞的多向分化潜能。有研究表明，发育期辐射胶质细胞是产生 SVZ 星形胶质细胞或神经干细胞的前体细胞，而前者则起源于胚胎神经上皮细胞[11]。

海马齿状回的颗粒层下区（subgranular zone，SGZ），是另一个发现存在神经干细胞的大脑区域。海马是大脑中管理认知活动、学习和记忆的重要区域。研究发现，哺乳动物的海马区存在具有增殖能力和可长期自我更新的神经干细胞[12]。这些细胞具有辐射胶质样细胞形态，能够分化为颗粒神经元和星形胶质细胞[13]。在生理状态下，SGZ 的神经干细胞终生维持生成新神经元的能力，在记忆与认知活动中发挥主要作用。在成年动物中，由 SGZ 分离的神经干细胞能够分化为颗粒神经元。

NEMP 分离于成年小鼠骨骼肌组织，表达神经干细胞标志物 nestin、musashi-1 及成体神经干细胞和星形胶质细胞标志物 GFAP。在常规细胞培养基中，NEMP 和 NEMP-c 的早期分化细胞或具有神经元和胶质细胞形态，或表达神经元、星形胶质细胞、少突胶质细胞的特异性分子标志物，从分化能力上证实其神经干细胞特征。然而，NEMP 生成辐射胶质样细胞，以及克隆性分化产生原始态神经组织和类器官的能力，表明 NEMP 具备神经上皮干细胞的关键分化特性，这一点有别于成体神经干细胞。

此外，从生物功能特性看，NEMP 也不同于成体神经干细胞。据报道，成体脑组织的神经干细胞表现了特异性神经元分化能力，如在海马室壁产生颗粒细胞和在前脑产生嗅球神经元。检测 NEMP 的成肌细胞分化能力揭示，激活后的 NEMP 可分化为胚胎期样成肌细胞，但缺乏分化为功能性成年期肌肉前体细胞的能力。NEMP 这一成体组织细胞分化能力的局限性，有可能也表现在向神经细胞的分化上，从而可作为区别 NEMP 与成体神经干细胞的特征之一。目前使用的 NEMP 是由骨骼肌分离。基于骨骼肌组织所含细胞类型的复杂程度远小于脑组织，由骨骼肌分离纯化的 NEMP 将比从脑组织更具优势。未来如分离脑源性胚胎期样干细胞，有可能利用 NEMP 的干细胞归巢特性，在中枢神经系统定位这一稀有细胞，然后，从定位区域分离原始干细胞。这样，将有可能区分脑源性 NEMP 样细胞与成体神经干细胞。

第三节　NEMP 分化为非功能性组织细胞的实验依据

在脊椎动物胚胎发育过程中，原始干细胞通过细胞谱系等级分化，创造了多种胚胎组织和器官。原始造血干细胞开始位于卵黄囊血岛，然后为胎儿肝，最后在骨髓，分别为胚胎期和成年期所有血细胞的前体细胞。位于体节的肌肉前体细胞则分化为胚胎期、胎儿期和成年期成肌细胞，最终形成躯体和四肢骨骼肌组织。而组成神经管的神经上皮细胞则分化为原始大脑，也是成体神经干细胞的前体细胞。在出生后，部分组织仍然需要并维持胚胎期样多能干细胞及其等级分化能力，如分布于骨髓的原始造血干细胞；而在其他组织，如骨骼肌，则出现更为分化的成体骨骼肌前体细胞——肌肉卫星细胞，在出生后骨骼肌的生长、运动和损伤修复时发挥主要作用。

不同于成体骨骼肌前体细胞，对 NEMP 离体成肌分化能力与移植实验结果的分析，并不支持这一原始细胞在成体肌肉组织中发挥功能效应。NEMP 分离于成年小鼠的骨骼肌组织，数量稀少。在常规细胞生长培养条件下，NEMP 的系列增殖细胞重演了胚胎骨骼肌祖细胞的等级分化，相继生成胚胎期和胎儿期样成肌细胞，在移植后形成胚胎期和胎儿期样肌纤维。这两类肌纤维均可整合至受体肌组织并长期存活，但缺乏成体骨骼肌再生肌纤维的健康形态，也缺乏在受体肌组织正常生长和成熟的能力[14]。在 NEMP 后期增殖细胞中，则出现了缺乏融合能力或沉默态的成体成肌细胞，以 Pax7（＋）MyoD（－）为分子表达特征。类似的亚组分细胞，也出现在不同时期移植体的胎儿期样肌纤维中，缺乏与新肌纤维的融合与生长能力。而在同样的细胞生长培养条件下，BMMC 则有效地分化为 Pax7（＋）MyoD（＋）的成肌细胞，能够在受体骨骼肌修复损伤的肌纤维。因此，相较于 BMMC 的成年期肌细胞分化命运，NEMP 则趋向于在相同的环境因素影响下，维持其自身的胚胎期肌细胞分化程序。作为这一特异性肌肉细胞谱系分化的结果，NEMP 形成的供体来源胎儿期样肌纤维，以及有缺陷的成体肌肉前体细胞，对成体骨骼肌组织而言，均缺乏功能性含义。

综合以上发现表明，这一胚胎期样干细胞并不参与生理状态下肌肉组织稳态的维持，以及损伤后的组织修复。上述鉴定非功能性 Pax7（＋）MyoD（－）成肌细胞的结果也指出，评价组织来源原始多能干细胞的分化能力，有必要检测分化细胞所具备的生理功能，而不仅仅是分化细胞的分子表达类型。

在移植实验中发现的原始 NEMP 早期分化和细胞克隆性分化，同样具有非功能性含义。两次克隆形成实验成功地分离 NEMP 早期克隆，证实胚胎期样原始干细胞的自我更新能力。研究也提示，具有自我更新能力的原始干细胞存在于长期扩增的细胞中。在 NEMP 移植的后期阶段，少量胎儿期样肌纤维移植体的组成极为特殊。移植体由大量 dystrophin 阳性肌纤维组成，肌纤维直径较大，但缺乏 Pax7 标记细胞，因此，这些肌纤维不应该源自于移植早期胎儿期样肌纤维的生长。一种可能的解释是，在供体细胞内少量自我更新的原始干细胞及其早期分化细胞发展形成了整个移植体，或操控了其他供体细胞的分化命运。从供体肌纤维数目和肌纤维大小分析，这是使用成体组织来源供体细胞在肌营养不良小鼠中产生的最佳 dystrophin 阳性肌纤维移植体。然而，缺乏肌肉卫星细胞清楚地表明，移植体并不具备正常成熟骨骼肌组织的结构与功能。在移植实验中，这类肌纤维移植体应被归类为再生能力严重受损。

在后期移植的肌肉中出现的由原始态肌纤维和异位神经上皮组织构成的嵌合型移植体，则完全缺乏正常骨骼肌和再生肌组织的结构特征[15]。离体实验也发现，单一 NEMP 能够分化为类似嵌合型移植体的神经和肌肉组织细胞，结果为嵌合体的克隆起源提供了有力的支持。

从理论上分析，上述始发于少量原始干细胞的、具有克隆起源的嵌合型移植体，以及起源于早期分化细胞的、胎儿期样肌纤维移植体，应更为接近内源性原始干细胞在机体的真实生物学行为，因此，其形成对于鉴定 NEMP 的基本生物特性与功能具有极为重要的意义。这将在后文第 5 章和第 6 章中给予进一步分析与讨论。

需要指出的是，在移植实验中，由 NEMP 在体外增殖分化而形成的主体成肌细胞也可能具有特殊作用。在移植早期，这些细胞形成的胚胎和胎儿期样肌纤维，很可能为原始干细胞的克隆分化提供了某种适宜的细胞微环境，从而最终促进了原始态克隆性移植体的形成。

第四节 NEMP：一种新型的成体来源胚胎遗留干细胞

NEMP 是一种新型的成体多能干细胞。定义这一原始干细胞包括几项主要的生物学特征：①干细胞的自我更新和多项分化能力；②干细胞特异性分子表达；③原始干细胞的组织学起源；④干细胞在成体组织分布的生物功能含义。

　　NEMP 是通过克隆分离法纯化，由成体小鼠骨骼肌获取的原始干细胞。两次克隆分离结果证实原始 NEMP 具有自我更新能力，而传代培养实验则揭示原始干细胞在增殖过程中具有高度自我维持功能。NEMP 增殖后，表达神经上皮干细胞标志物 nestin 和 musashi-1，也表达成体神经干细胞标志物 GFAP，能够自发性分化为神经元和辐射胶质样细胞。重要的是，增殖细胞的克隆分化产生了原始态神经组织或类脑器官结构，揭示 NEMP 具备神经上皮干细胞的特征性分化潜能。NEMP 细胞也表达了肌肉特异性转录因子 MyoD、myogenin，和胚胎肌肉祖细胞标志物 Pax3。作为 NEMP 克隆性分化的结果，在产生原始态神经组织的同时，也产生原始态肌纤维，清楚地证实干细胞的双向分化特征。

　　根据经典的哺乳动物发育模型，神经上皮细胞是原始中枢神经系统的前体细胞 [16]，而位于体节下肌节的 Pax3 成肌细胞是胚胎躯体和四肢肌的主要前体细胞 [17]。两种细胞分别为外胚层和中胚层的分化产物。然而，研究也报道，在较为低等的脊椎动物，如鸟类，二胚层时期的上胚层细胞（epiblast cell）已开始表达 MyoD 基因 [18]。在分离细胞培养中，MyoD、myogenin 基因的高水平表达，是 NEMP 早期增殖细胞的主要分子特征之一，先于 Pax3 基因的表达。如果 NEMP 在体外的自发性分化，在相当程度上重演了这一原始细胞在发育期的命运，NEMP 的胚胎神经和肌肉细胞分化能力则提示，这是一种有别于传统哺乳类胚胎干细胞的原始细胞，兼具神经上皮细胞和胚胎肌肉干 / 祖细胞的双谱系分化潜能。

　　定位实验有助于解释这一原始细胞在成体组织的存在。NEMP 在体外被激活后，早期增殖细胞出现了自发性的神经肌肉细胞分化，生成了由辐射胶质样细胞、神经元和成肌细胞组成的特殊镶嵌型肌管。这种肌管的形态和结构类似于骨骼肌本体感受器神经肌梭，提示两者之间的可能联系。此后，在骨骼肌组织定位 NEMP 的实验发现，激活态的 NEMP 能够被检测在少量肌梭的非功能性区域。由此做出的理论推测是，在胚胎发育的早期阶段，少量神经上皮细胞有可能退出细胞周期进入相对静息状态，并逐渐融入胚胎原始肌肉感受器，最终定位于分化成熟的骨骼肌组织。

　　在成体骨骼肌组织，虽然 NEMP 可以生成胚胎期类脑器官和肌纤维，这些结构可能部分因环境因素而受限于进一步分化并缺乏明确的生理功能。定位实验也发现，NEMP 仅与极少量神经肌梭相关联，与肌梭的感受器功能并无联系[19]。结果均明确支持 NEMP 原始细胞在成体组织中的非功能状态。因此，这一原始干细胞在哺乳类成体组织的存在，很可能只是由于某种"返祖现象"。在脊椎动物发育进化过程中，存在于祖先体内的有用器官可能逐渐失去作用，极度退化，形成痕迹器官，如人的阑尾、尾椎骨等。NEMP 的存在则说明，低等动物胚胎早期原始干细胞也可能以类似的原理残留于动物和人体，形成胚胎遗留干细胞。这一推论也合理地解释了在体外和体内实验中，NEMP 表现的更为原始态神经上皮细胞的分化潜能。

　　基于上述原始干细胞的胚胎细胞特殊分化潜力及在成体组织中的非功能特征所做出的定义，NEMP 是分布于骨骼肌组织的一种新型的胚胎遗留干细胞。从理论上看，大多数这类胚胎遗留细胞很可能终生都不发挥作用。但是，如果环境改变，由于这类细胞在激活后的增殖，分化的克隆性、原始态，以及自我维持能力，所形成的胚胎期样异常组织能够在成年机体长期生存，从而可构成异常或疾病组织的潜在始发原因。

参考文献

[1] Joe A W, Yi L, Natarajan A, et al. Muscle injury activates resident fibro/adipogenic progenitors that facilitate myogenesis[J]. Nat Cell Biol, 2010, 12: 153-163.

[2] Uezum, A, Fukada S, Yamamoto N, et al. Mesenchymal progenitors distinct from satellite cells contribute to ectopic fat cell formation in skeletal muscle[J]. Nat Cell Biol, 2010, 12: 143-152.

[3] Mitchell K J, Pannerec A, Cadot B, et al. Identification and characterization of a non-satellite cell muscle resident progenitor during postnatal development[J]. Nat Cell Biol, 2010, 12: 257-266.

[4] Dellavalle A, Sampaolesi M, Tonlorenzi R, et al. Pericytes of human skeletal muscle are myogenic precursors distinct from satellite cells[J]. Nat Cell Biol, 2007, 9: 255- 267.

[5] Birbrair A, Zhang T, Wang Z M, et al. Type-1 pericytes participate in fibrous tissue deposition in aged skeletal muscle[J]. Am J Physiol Cell Physiol, 2013, 305: C1098-1113.

[6] Mozzetta C, Consalvi S, Saccone V, et al. Fibroadipogenic progenitors mediate the ability of HDAC inhibitors to promote regeneration in dystrophic muscles of young, but not old mdx mice[J]. EMBO Mol Med, 2013, 5: 626-639.

[7] Kostallari E, Baba-Amer Y, Alonso-Martin S, et al. Pericytes in the myovascular niche promote post-natal myofiber growth and satellite cell quiescence[J]. Development, 2015, 124: 1242-1253.

[8] Tedesco F S, Moyle L A, Perdiguero E. Muscle interstitial cells: a brief field guide to non-

satellite cell populations in skeletal muscle[J]. Methods Mol Biol, 2017, 1556: 129-147.

[9]　Qu-Petersen Z, Deasy B, Jankowski R, et al. Identification of a novel population of muscle stem cells in mice: potential for muscle regeneration[J]. J Cell Biol, 2002, 157: 851-864.

[10]　Doetsch F, Caille I, Lim D A, et al. Subventricular zone astrocytes are neural stem cells in the adult mammalian brain[J]. Cell, 1999, 97: 703-716.

[11]　Merkle F T, Tramontin A D, Garcia-verdugo J M, et al. Radial glia give rise to adult neural stem cells in the subventricular zone[J]. Proc Natl Acad Sci USA, 2004, 101: 17528-17532.

[12]　Bond A M, Ming G, Song H. Adult mammalian neural stem cells and neurogenesis: five decades later[J]. Cell Stem Cell, 2015, 17: 385-395.

[13]　Berg D A, Bond A M, Ming G, et al. Radial glial cells in the adult dentate gyrus: what are they and where do they come from[J]? F1000Research, 2018, 7: 277.

[14]　Qu-Petersen Z, Andersen J L, Zhou S. Distinct embryonic and adult fates of multipotent myogenic progenitors isolated from skeletal muscle and bone marrow[J]. Cell Biol, 2015, 3: 58-73.

[15]　Qu-Petersen Z. Forming embryonic-like nervous tissues and organs by muscle-derived neuroepithelial myogenic progenitors[J]. Am J Psychiatry Neurosci, 2016, 4: 79-86.

[16]　Sue O'shea K. Neural stem cell models of development and disease. In neural stem cells: development and transplantation. Bottenstein J E, ed. (Kluwer Academic Publishers, Boston), 2003: 1-54.

[17]　Murphy M, Kardon G. Origin of vertebrate limb muscle: the role of progenitor and myoblast populations[J]. Curr Top Dev Biol, 2011, 96: 1-32.

[18]　Gerhart J, Baytion M, Deluca S, et al. DNA dendrimers localize MyoD mRNA in presomitic tissues of the chick embryo[J]. J Cell Biol, 2000, 149: 825-833.

[19]　Qu-Petersen Z. Embryonic and adult fates of multipotent progenitors in adult origin[M]. (LAP LAMBERT Academic Publishing, Saarbrucken), 2016: 55-79.

摘要

　　癌症的始发细胞曾经在长时间内有待阐明。早期科学家基于癌症与胚胎组织的类似性，提出癌症起源于胚胎遗留组织，这一观点此后演变为胚胎遗留细胞理论。现代癌症细胞起源的两种主要假说——体细胞去分化和正常干细胞突变——均与胚胎遗留细胞理论部分有关，但有本质差别。通常认为，成体干细胞具备成年组织细胞分化能力。不同于其他组织多能干细胞，NEMP 是由正常成体组织分离但具有自发性胚胎期细胞分化命运的原始干细胞。在成体微环境状态下，NEMP 能够克隆性增生，产生肿瘤性原始神经与肌组织，再现了骨骼肌与中枢神经系统恶性肿瘤的组织病理学特征。这一独特的胚胎期分化命运，呈现了以 NEMP 为始发母细胞，器官干/祖细胞为子代细胞的两阶段分化体系，也揭示了 NEMP 与原发肿瘤多样性的联系。结果明确指出，在成体骨骼肌分离的这种原始干细胞具备已预测多年的胚胎遗留、癌症始发细胞的生物学特征。证实胚胎期样干细胞，是对胚胎遗留细胞理论的完善和发展，也是对癌症细胞起源两种假说的修正。

第一节　胚胎遗留细胞理论与癌症的起源

　　目前，科学界普遍接受的观点是，癌症起源于组织中正常细胞的突变，本质上是以单一肿瘤细胞克隆性生长、异常分化、不受控制地增殖为特征的一类疾病。然而，有关何种正常细胞始发癌症，或癌症在组织的细胞起源，仍有待阐明。

　　19 世纪中叶，病理学家鲁道夫·魏尔啸（Rudolf Virchow）提出癌细胞由遭受异常改变的正常细胞发展而来，并认为外源性创伤长时间地反复作用可成为引起癌症的诱发因素。他曾经的助手朱利斯·科恩海姆（Julius Cohnheim）基于在显微镜下观察到胚胎组织与癌变组织的类似性，提出癌症起源于遗留在成年机体内的胚胎残余组织，这些长期休眠细胞被外界刺激激活则形成肿瘤。这些观点开启了认识癌症细胞起源的先驱性科学理论，并在此后演变为癌症起源于成熟组织内胚胎遗留细胞的理论学说[1, 2]。现代科学家在分析了几十种不同组织中的肿瘤后，在肿瘤细胞中，记录到胚胎发育期的基因表达模式，结果支持胚胎与肿瘤组织之间的相似性[3]。

　　由于数量稀少，分离和证实纯化的胚胎期样原始细胞极为困难，在很长时间内对这类细胞的分子生物学特性及生物功能的认识主要限制于理论假说。而在现代干细胞研究领域，胚胎期样原始细胞通常与正常成体组织干细胞相提并论。分离和鉴定 NEMP 的研究则证实，少量原始多能干细胞可由正常成年骨骼肌分离，具备胚胎期神经和肌肉组织细胞的分化潜力，但不能分化为具有正常生理功能的成年期骨骼肌前体细胞。与前期科学家的预测相一致的是，NEMP 分离于正常组织，其独特的胚胎期样原始组织与细胞分化，显示了骨骼肌恶性肿瘤的特征性组织病理学改变[4]。这一发现，为胚胎期样原始细胞在成熟组织的存在及其与肿瘤组织的联系，首次提供了细胞学上的直接证据。

　　在对 NEMP 所进行的研究中，使用了骨髓分离的原始多能干细胞作为平行对照。在相同的体外诱导和体内移植实验中，骨髓分离的原始干细胞能够分化为成体肌肉前体细胞，并参与损伤骨骼肌组织的再生与修复。对照实验清楚地表明，NEMP 的胚胎期分化命运是由于原始细胞的内在生物学特性，而不是由于细胞培养体系的诱导作用。这些结果明确地指出，成体组织含有两类多能干细胞：胚胎期样原始细胞和成体多能干细胞，只有前者才具备胚胎遗留细胞的分化能力与生物功能特征。分离和鉴定两类原始干细胞，区别它们不同的胚胎期和成年期细胞分化命运，是对胚胎遗留细胞学说的完善和发展，并将有助于阐明胚胎期样干细胞在恶性肿瘤始发机制中的关键作用。

第二节　NEMP 与癌干细胞的二级分化模型

　　最近 20 年里，有关干细胞特性和肿瘤异质性的研究有助于癌干细胞这一概念的形成。干细胞特性是指正常干细胞通过对称分裂和不对称分裂两种方式实现自我更新、细胞增殖及其多向分化。肿瘤异质性则表明，尽管恶性肿瘤起源于单一细胞，肿瘤组织通常由性质各异的细胞群所组成。研究已发现，在肿瘤组织中，只有部分细胞可以重新生成肿瘤。这类细胞具有自我更新能力，可产生异质性肿瘤细胞，从而将此类细胞称为肿瘤干细胞或癌干细胞（cancer stem cell，CSC）。

癌干细胞的分离，通常根据细胞表面特殊的分子标志物，使用免疫磁珠分选或荧光激活细胞分选技术进行分选，分离的细胞具备肿瘤细胞的增殖能力。1997 年，研究人员首先报道，从白血病细胞中分离的大多数细胞不能继续增殖，只有少数 CD34（+）CD38（-）亚组分细胞群（0.2% ～ 1%）在移植到 NOD/SCID 小鼠后，可形成类似于白血病的肿瘤细胞[5]。2003 年，研究人员发现，由乳腺癌细胞中分选的 CD44（+）CD24（-）lineage（-）亚组分细胞群在体内具有成瘤能力，而其他亚组分细胞在注射部位则不产生肿瘤，为实体瘤中肿瘤干细胞的存在提供了实验证据[6]。在其他多种恶性肿瘤中，包括胶质瘤、髓母细胞瘤、横纹肌肉瘤等，均发现存在亚组分细胞群，具备肿瘤细胞的增殖潜能[7~9]。根据分离方法，癌干细胞是恶性肿瘤中的亚组分细胞，具有干细胞自我更新能力和多向分化潜能，并具备肿瘤细胞的增殖能力。癌干细胞概念有助于对恶性肿瘤中亚组分成瘤细胞的鉴定与研究，但这一概念忽略了肿瘤起源于单一细胞的先期理论，并未阐述癌干细胞与癌症原发细胞的内在联系。

从理论上看，所有恶性肿瘤均起源于单一正常细胞的突变，后期肿瘤组织的异质性，本质上与肿瘤起始细胞的多能性有关，并受到环境因素的调节和影响。不同于由肿瘤组织分离的癌干细胞，原始 NEMP 分离于正常的骨骼肌，但在移植后，能够产生肿瘤相关的胚胎期神经与肌肉类器官嵌合体。与这一发现相一致的是，体外研究结果也证实，起源于单一 NEMP 的后期克隆，可分化产生形态各异的原始脑器官样亚克隆及成肌细胞亚克隆[4]。由于每一个亚克隆亦应起始于单一细胞的增殖与分化，这一结果表明，NEMP 有可能作为胚胎神经和肌肉系统的多能干细胞，分化产生不同的器官干细胞，从而展现了以 NEMP 为始发细胞的两阶段干细胞，即原始胚胎期样干细胞和器官干 / 祖细胞的等级分化模型（图 5-1）。

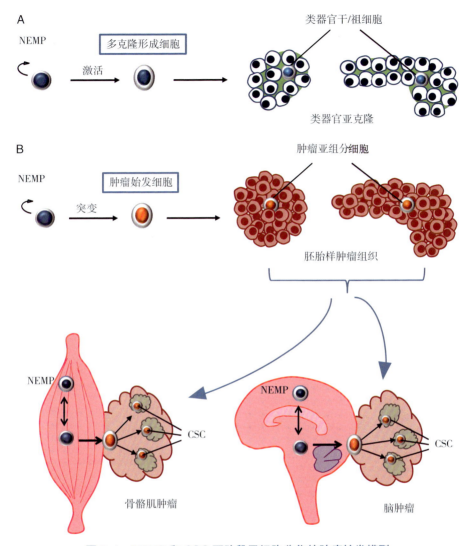

图 5-1　NEMP 和 CSC 两阶段干细胞分化的肿瘤始发模型

A. 在体外实验中，起源于单一 NEMP 的后期克隆呈现了胚胎期样原始干细胞与器官干 / 祖细胞的两阶段等级分化。B. NEMP 在移植后，在嵌合体的对应胚胎组织分化揭示，这一原始干细胞作为肿瘤始发细胞的前体细胞与肿瘤亚组分细胞 / 癌干细胞（CSC）的等级联系

　　在这一模型中，癌干细胞作为恶性肿瘤的亚组分细胞群，具有相似的干 / 祖细胞分子表型和生长特性，有可能反映了类器官干细胞在组织突变体的存在；而隐藏于正常组织的单一 NEMP，则代表了肿瘤始发细胞的前体细胞，可成为恶性肿瘤在组织的细胞起源，也是肿瘤亚组分细胞 / 癌干细胞的母细胞。

第三节　NEMP 作为癌症始发细胞的理论与实验依据

有关癌症的起源，即对癌症始发细胞的认识，学术界主要有两种观点。第一种观点认为癌症来源于成熟组织中去分化的体细胞，其要点是成熟组织细胞可通过去分化程序，返回到它们更加原始的或幼稚细胞状态，并加速分裂与增殖，成为肿瘤细胞。体细胞去分化假说和胚胎残余组织理论均基于同样的事实，即癌症与胚胎组织的类似性，但体细胞去分化假说在本质上不同于胚胎残余组织理论。第二种观点认为癌症起源于组织中正常干/祖细胞的突变，这一观点则基于癌症中亚组分成瘤细胞和癌干细胞的存在。干细胞突变假说认为正常组织干细胞是肿瘤干细胞或癌干细胞的起源。然而，分离和鉴定 NEMP 的工作，证实了胚胎期样干细胞在成体组织的存在，以及这一原始干细胞与成体多能干细胞分化命运的差别。这些新发现，对上述有关癌症细胞起源的两种学术观点构成挑战。

其一，研究结果表明，与胚胎干细胞类似，原始 NEMP 在体外被激活后，具有自发性胚胎期样组织细胞等级分化潜力，产生不同发育阶段的组织细胞，尽管其分化方向主要为神经与肌肉细胞谱系[10]。因此，NEMP 产生肿瘤相关的原始态神经与肌组织的能力，很可能基于一种类似于胚胎干细胞的自发性等级分化程序，这一观点有悖于成熟细胞的去分化机制。其二，前期的研究已发现，由成体组织能够分离出两种多能干细胞，但只有 NEMP，而不是骨髓来源的多能干细胞，生成了与肌肉和神经系统相关的肿瘤组织[4]。对骨骼肌而言，这一结果表明，是具有胚胎期神经肌肉细胞分化命运、但不是成年期肌细胞分化命运的多能干细胞，才是骨骼肌原发恶性肿瘤的细胞起源。于中枢神经系统而言，目前尚不清楚具有成年期神经细胞分化命运的神经干细胞是否在肿瘤发生中具有一定作用，其主要问题是难以排除在传统细胞分离中神经干细胞可能受到的污染。不过，根据现有资料推论，在同样的环境因素或致癌因子诱导下，具有胚胎期分化命运的干细胞比具备成年期分化命运的干细胞应更容易突变为癌症始发细胞，因其无需更为复杂的细胞去分化机制的卷入。

横纹肌肉瘤（rhabdomyosarcoma，RMS）是一种具有成肌细胞分化特征的软组织恶性肿瘤，在生物学上具有多样性，在组织学上可分为多种亚型。其经典的分型包括腺泡型、胚胎型、葡萄样、多形性等亚型。胚胎型好发于小儿，常见于头颈部；腺泡型好发于青少年，常见于四肢；多形性发生于中老年人，只发生在下肢深部组织。腺泡型横纹肌肉瘤的恶性程度高，肿瘤由大量低分化的小圆细胞或椭圆形细胞组成，瘤细胞被分隔成结节状结构，并可见横纹肌母细胞分化[11]。横纹肌母细胞（rhabdomyoblast）是横纹肌肉瘤成肌性分化的细胞之一，以不同分化程度出现在胚胎型横纹肌肉瘤，也数量不等地出现在腺泡型横纹肌肉瘤。典型的横纹肌母细胞大圆或多形，胞质丰富、嗜酸性、核偏位、染色体浓染。大部分腺泡型横纹肌肉瘤存在 t（2；13）染色体易位，导致 Pax3 基因和 FKHR 基因融合；少数腺泡型横纹肌肉瘤存在 t（1；13）易位，导致 Pax7 基因和 FKHR 基因融合。亦有部分患者不存在融合基因。横纹肌肉瘤可在不同程度上表达肌组织和神经组织相关的免疫组化标志物。过去 30 年里，对横纹肌肉瘤的大量研究促进了对这一恶性肿瘤组织病理与分子生物学特性的认识，但有关肿瘤的始发细胞，曾经在长时间内难以定论。

　　NEMP 分离于 5 周正常小鼠后肢肌，在植入成年小鼠腓肠肌后，干细胞的克隆性分化形成了原始态神经与肌组织。这些神经组织表现为不同形态的胚胎脑器官样细胞团，由大量非分化和低分化的单细胞组成，并被间质细胞或神经胶质样细胞分隔为节结状。NEMP 这一独特的胚胎神经外胚层组织和原始肌组织分化，再现了横纹肌肉瘤的特征性组织病理改变。这一发现，将一种新型的神经上皮成肌干细胞与骨骼肌恶性肿瘤的形成直接相连[4]，从而也对横纹肌肉瘤中以往难以定性的大量原始细胞的性质做出了合理的解释。结合 NEMP 离体克隆分化结果，这些发现为横纹肌肉瘤的 NEMP 起源这一新观点提供了有力的实验证据，也明确指出在成体组织分离的这种原始多能干细胞具备已预测多年的胚胎期遗留、癌症始发细胞的生物学特征（见下节）。

第四节　NEMP 的胚胎类器官分化与原发恶性肿瘤多样性的联系

　　移植实验已表明 NEMP 在体内可分化为胚胎期中枢神经系统和肌肉类器官，体外实验结果对这一分化的克隆来源也提供了重要的支持。这种类器官具有特定的形态和空间分布，包括原始类脑器官和脑神经核样细胞团，也有肌纤维样细胞群。与胚胎期的神经上皮细胞相比，NEMP 分化产生的胚胎样神经组织更具原始性。其原因一方面有可能与 NEMP 的胚胎遗留细胞特性有关，另一方面有可能是处于发育期的神经上皮细胞具备更适宜的整体胚胎细胞分化条件；而以单细胞方式生存于成年组织的胚胎期样干细胞，则不具备类似的环境因素。这种内外因素的限制有可能意味着 NEMP 能够产生多种胚胎期中枢神经系统类器官，而器官内主体细胞则显示了原始态与缺少分化。出现大量非分化的原始细胞，正是中枢神经系统胚胎性肿瘤和骨骼肌恶性肿瘤的组织病理学特征。而具备严格的时空分化程序，则是胚胎期神经上皮细胞的重要功能特征，如原肠期后，由单层神经上皮细胞构成的神经板逐步分化为三部分膨大各具形态的原始前脑、中脑和菱脑。NEMP 保留时空分化的功能特点，以及作为单一干细胞表现的多向分化谱系，不仅有利于分析胚胎期样原始细胞在恶性肿瘤中的始发作用，亦有助于揭示这一细胞与原发肿瘤多样性的联系。

位于中枢神经系统的胚胎性肿瘤，包括髓母细胞瘤（medulloblastoma）、原始神经外胚叶肿瘤（primitive neuroectodermal tumor, PNET）及非典型畸胎瘤 / 横纹肌样瘤（atypical teratoid/rhabdoid tumor, AT/RT）等，均以出现胚胎期样神经外胚层组织为主要组织病理学特征[12]。这些肿瘤属于神经系统恶性肿瘤，好发于儿童。髓母细胞瘤发生于小脑，位于小脑蚓部。肿瘤由大量高密度未分化或低分化细胞组成[13]；肿瘤细胞以圆形或卵圆形细胞核为主，胞浆极少；肿瘤细胞多呈片状分布，或以结节状方式生长[14, 16]。曾认为髓母细胞瘤可能起源于小脑的外颗粒层细胞。原始神经外胚叶肿瘤发生于大脑和脊髓，主要组织学特点与小脑髓母细胞瘤相似，肿瘤由高密度未分化或分化差的神经上皮细胞组成，但瘤细胞有向神经元、星形胶质细胞、室管膜细胞的分化能力[14]。上述两种神经系统肿瘤中，亦可出现具有横纹肌分化特征的成肌细胞组分。AT/RT 则发生于中枢神经系统的不同部位。在组织学上，所有肿瘤主要出现具有特征性的横纹肌样细胞群，约 70% 的肿瘤含有原始神经外胚层组织[15]。横纹肌样细胞是一种圆形或卵圆形细胞，胞质丰富、嗜酸性，核偏位[14]。从形态上看，这种细胞类似于横纹肌母细胞。在 AT/RT 肿瘤中出现的横纹肌样细胞中等大小，成群出现，也可见巨型细胞。有关 AT/RT 的组织学起源一直有待阐明。

在免疫功能完善的小鼠骨骼肌内植入 NEMP，可产生嵌合型肌肉与异位神经组织移植体。组织学染色揭示，典型的 NEMP 嵌合型移植体具有发育早期的胚胎外形：在前半部分，含有半球形、管形和叶片状的细胞团，与原始中枢神经系统的前脑、中脑和菱脑的形态相吻合；后半部分则出现链状的细胞群，类似于神经节或神经核团（图 5-2）。在移植体的后部和外周区域，也有成簇的原始肌纤维、多种形态的结节样细胞团及大量非分化或低分化的单细胞。

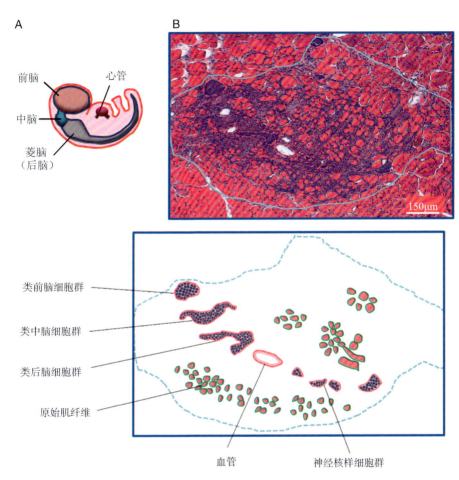

图 5-2　NEMP 的胚胎组织分化及其肿瘤性嵌合体的形成

A. 哺乳类动物发育早期胚胎的神经管与心管；B. NEMP-c 嵌合型肌肉与神经组织移植体的 HE 染色照片（上）和示意图（下）

在高倍镜下可发现，这些胚胎性类脑器官结构由大量未分化的原始细胞组成，胞浆少或无，细胞密集排列，并由神经胶质样细胞所分隔，与髓母细胞瘤的特征性组织结构及其数种结节型相对应（图 5-3A）。在移植体中部类似于心脏原基的区域出现血管状结构，外周分布少量大圆细胞，胞浆丰富，核偏移，具有横纹肌母细胞样的形态特征，也是 AT/RT 的特征性细胞。横纹肌样细胞出现在这一特定区域，有可能提示这些细胞的潜在起源。

　　NEMP 形成的原始类脑器官结构（或结节样细胞团）和成肌组分（即原始肌纤维与横纹肌样细胞），不仅显示了软组织恶性肿瘤——横纹肌肉瘤的组织学特征，也表现了中枢神经系统胚胎性肿瘤——髓母细胞瘤、原始神经外胚叶肿瘤、AT/RT 的典型组织病理学改变。这种组织学上的共源性提供了重要的启示，表明曾被认为具有不同组织来源的恶性肿瘤能够起源于类似的 NEMP 样原始细胞。值得注意的是，文献所报道的恶性肿瘤组织，包括横纹肌肉瘤、髓母细胞瘤、AT/RT 等，通常取材于肿瘤发展的中、后期阶段，肿瘤常由大量结节或细胞团成分组成，内含原始细胞，组织结构更为无序（图 5-3B）。与此相对照的是，在 NEMP 的嵌合型移植体中，胚胎期神经组织与类器官分化具有较为规则的形态与空间分布，这有可能反映了早期肿瘤始发细胞的特定生长方式。此外，考虑到 NEMP 肿瘤性移植体大小约为 1mm^3，远小于多数临床检测到的数立方厘米的肉瘤体积，这种移植体很可能是目前从骨骼肌分离到的最早期的横纹肌肉瘤组织。这些研究结果为横纹肌肉瘤的 NEMP 起源这一新观点提供了重要的实验证据，也为 NEMP 与神经系统肿瘤多样性之间的联系提供了转化证据。

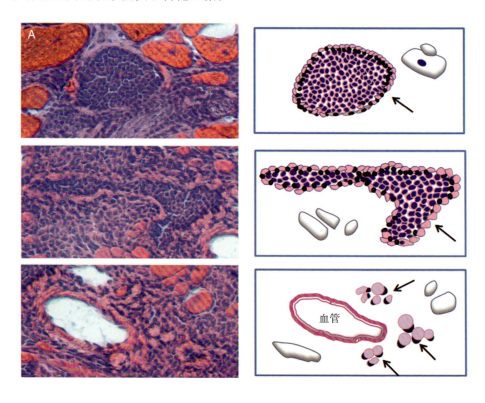

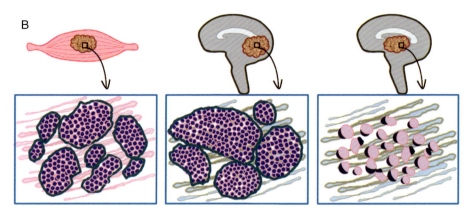

图 5-3　NEMP 形成的原始神经和肌组织与原发肿瘤多样性的联系

A. NEMP 嵌合型移植体的高倍镜照片（左列）与示意图（右列）。箭头分别示肿瘤相关的胚胎前脑样结构（上）、后脑样结构（中）和横纹肌样细胞群（下）。B. 示意图分别为软组织横纹肌肉瘤（左）和小脑髓母细胞瘤（中）内大量无序的结节状肿瘤细胞群，以及 AT/RT 中成群的横纹肌样细胞（右）

第五节　总结与展望

　　NEMP 是分离于正常成年骨骼肌组织的、具有独特胚胎期分化命运的原始干细胞。在成体微环境中，NEMP 能够克隆性增殖并生成多种原始类脑器官和肌肉组织，与不同的恶性肿瘤相关联。证实胚胎期样干细胞的存在，以及揭示这一原始细胞与恶性肿瘤之间的联系，将使我们在细胞水平重新认识肿瘤的始发机制和病理进展，并对癌症的预防和治疗产生深刻影响。

　　随着人类社会老龄化的加速，癌症已成为威胁人类健康的主要疾病，具有高复发率与高死亡率的特征。但在相当长的时间内，肿瘤细胞的起源一直有待澄清，因此，当前癌症的治疗主要集中在针对恶性肿瘤组织的主体细胞，而不是肿瘤的起始细胞，这是癌症频发的主要因素，也是导致癌症复发的原因之一。

　　作为现时的癌干细胞理论，其意义在于发展特异性靶分子，从而作用于这一亚组分细胞群以控制肿瘤的增殖与生长。而 NEMP 作为肿瘤始发细胞前体细胞的概念，则有助于研究恶性肿瘤的始发机制与进展，为癌症的早期预防及治疗后的复发提供理论依据。其一，分离纯化的 NEMP，并发展针对

NEMP 及其突变细胞的特异性标志物，将有望揭示原始胚胎期样细胞在相关组织的定位及分布，或将有利于研究原位癌的始发细胞类型。这也意味着，有可能在体跟踪这一稀有的胚胎样干细胞或肿瘤前体细胞，并进而控制其激活与突变。其二，从理论上看，原始干细胞的高度自我更新是癌症复发的主要机制之一。在单细胞水平研究 NEMP 及其突变细胞的自我更新与多向分化，重点在调节 NEMP 自我复制的关键分子途径及调控其干 / 祖细胞迁移的主要规律，将有可能揭示与原始干细胞相关联的癌症复发机制，并以此发展针对性的预防和治疗策略。

参考文献

[1]   Sell S. Stem cell origin of cancer and differentiation therapy[J]. Crit Rev Oncol Hematol, 2004, 51: 1-28.

[2]   Hendrix M J, Seftor A, Seftor R E, et al. Reprogramming metastatic tumour cells with embryonic microenvironments[J]. Nat Rev Cancer, 2007, 7: 246-255.

[3]   Naxerova K, Bult C J, Peaston A, et al. Analysis of gene expression in a developmental context emphasizes distinct biological leitmotifs in human cancers[J]. Genome Biol, 2008, 9: R108.

[4]   Qu-Petersen Z. Forming embryonic-like nervous tissues and organs by muscle-derived neuroepithelial myogenic progenitors[J]. Am J Psychiatry Neurosci, 2016, 4: 79-86.

[5]   Bonnet D and Dick J E. Human acute myeloid leukemia is organized as a hierarchy that originates from a primitive hematopoietic cell[J]. Nat Med, 1997, 3: 730-737.

[6]   Al-Hajj M, Wicha M S, Benito-Hernandez A, et al. Prospective identification of tumorigenic breast cancer cells[J]. Proc Natl Acad Sci USA, 2003, 100: 3983-3988.

[7]   Zhang Q B, Ji X Y, Huang Q, et al. Differentiation profile of brain tumor stem cells: a comparative study with neural stem cells[J]. Cell Res, 2006, 16: 909-915.

[8]   Li M C, Deng Y W, Wu J, et al. Isolation and characterization of brain tumor stem cells in human medulloblastoma[J]. Ai Zheng, 2006, 25: 241- 246.

[9]   Walter D, Satheesha S, Albrecht P, et al. CD133 positive embryonal rhabdomyosarcoma stem-like cell population is enriched in rhabdospheres[J]. PLoS One, 2011, 6: e19506.

[10]   Qu-Petersen Z, Andersen J L, Zhou, S. Distinct embryonic and adult fates of multipotent myogenic progenitors isolated from skeletal muscle and bone marrow[J]. Cell Biol, 2015, 3: 58-73.

[11]   徐万鹏 . 骨与软组织肿瘤 [M] . 北京：北京大学医学出版社 , 2012 .

[12]   Louis D N, Perry A, Reifenberger G, et al. The 2016 World Health Organization classification of tumors of the central nervous system: a summary[J]. Acta Neuropathol, 2016, 131: 803-820.

[13] 李青，印弘，宋建华 . 中枢神经系统肿瘤病理学 [M] . 北京：人民卫生出版社 , 2012.

[14] 文剑明，李智 . 中枢神经系统肿瘤图谱 [M]. 南京：东南大学出版社 , 2012.

[15] Bhattacharjee M, Hicks J, Langford L, et al. Central nervous system atypical teratoid/ rhabdoid tumors of infancy and childhood[J]. Ultrastruct Pathol, 1997, 21: 369-378.

[16] Gessi M, Goschzik T, Dorner E, et al . Medulloblastoma with extensive nodularity: a tumor exclusively of infancy[J]? Neuropathol Appl Neurobiol, 2017, 43: 267-270.

第 6 章 胚胎期样干细胞在非肿瘤性疾病发生中的作用

摘要

研究 NEMP 首次指出，胚胎期样干细胞也是非肿瘤性疾病的细胞起源。Duchenne 型肌营养不良（Duchenne muscular dystrophy，DMD）是一种复杂的、异质性、肌肉变性疾病，目前仍缺乏有效治疗手段。DMD 患者的细胞骨架蛋白 dystrophin 有基因突变。这一突变也出现在 mdx 小鼠，但小鼠肌肉能有效地再生。研究发现，将 NEMP 细胞植入 mdx 小鼠骨骼肌后，作为胚胎期样干细胞多能分化的后果之一，能够产生大量无序的胎儿期样肌纤维，细胞间质组织增加，缺乏肌肉卫星细胞。这些再生能力极度受损的肌组织再现了 DMD 患者肌纤维的典型组织病理改变，结果表明，NEMP 的胎儿期样异常肌纤维分化能够成为这一疾病变性肌纤维形成的细胞基础，从而将胚胎期样干细胞与 DMD 的病因直接相连。基于 NEMP 在离体分化为早期神经与肌肉细胞的能力，以及在骨骼肌生成变性肌纤维的特性，作者提出新的理论假设：成体组织的胚胎期样原始干细胞有可能是神经元变性的始发原因之一。

第一节　骨骼肌变性疾病：Duchenne 型肌营养不良

　　Duchenne 型肌营养不良（DMD）是一种骨骼肌组织的变性疾病，是由于骨骼肌纤维进行性、选择性的变性、降解与坏死，导致肌肉萎缩、肌无力、行动障碍。DMD 属于 X 染色体连锁隐性遗传，主要影响男性患者，女性为携带者。患儿从出生到 5 ～ 7 岁无临床表现，此后，出现进行性四肢近端肌无力、肌纤维变性和坏死。主要受累肌群包括肩胛带肌、上肢肌、骨盆带肌、股四头肌、腓肠肌等。首发临床症状之一为腓肠肌假性肥大，其特征为变性肌纤维之间的间隙组织细胞大量增生，肌肉体积增大而肌肉力量下降。患者通常于 10 岁左右失去行走能力，在 20 ～ 30 岁夭折于心、肺功能衰竭。

　　遗传学检查患者有细胞骨架蛋白 dystrophin 的基因突变[1]。在人类，dystrophin 基因突变导致肌膜内侧面的 dystrophin 蛋白缺失。dystrophin 蛋白相关疾病包括 Duchenne 型和 Becker 型肌营养不良（Becker muscular dystrophy，BMD）。Becker 型与 Duchenne 型是等位基因病，肌肉无力分布同 Duchenne 型，但发病较迟，病情进展缓慢，病情较轻，患者生存期接近正常。

　　Duchenne 型肌营养不良是临床症状最为严重的肌肉变性疾病。组织病理学检查显示，在肌肉横向切片上，患者肌纤维失去正常多边形的紧密排列，变性肌纤维呈小圆形，大小不一，排列极为紊乱，可出现数量不等的坏死肌纤维。肌纤维间隙增宽，由大量间质组织和脂肪细胞充填（图 6-1）。在其他类型的肌营养不良症中，常出现肌纤维核内移，成串排列，形成中间核；而在 Duchenne 型肌营养不良，含中间核肌纤维的比例低，约为 5%[2]。在成体肌组织，中间核肌纤维的出现是肌肉卫星细胞再生肌纤维的形态标志之一，这一现象提示，Duchenne 型肌营养不良患者的变性肌纤维缺乏肌肉卫星细胞的功能性再生作用。

　　目前，对 Duchenne 型肌营养不良尚无特效的治疗方法。临床治疗主要为对症治疗，如使用可的松类药物，减轻炎症和改善肌肉症状，以及支持疗法，如增加营养、适当活动，改进患者总体状况。

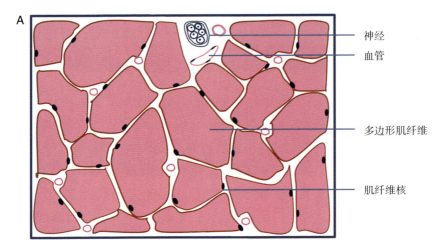

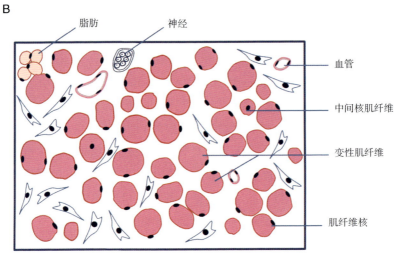

图 6-1　正常人骨骼肌（A）与 Duchenne 型肌营养不良患者（B）肌肉组织结构示意图

第二节　NEMP 形成 Duchenne 型肌营养不良患者样肌纤维的实验依据

　　在测试 NEMP 体内成肌细胞分化能力的移植实验中，使用了成年 mdx 小鼠作为受体。与人类 *dystrophin* 基因缺陷类似，mdx 小鼠为自发性点突变，其结果均导致细胞骨架蛋白 dystrophin 的缺失。然而，从组织病理学上看，mdx 小鼠的肌肉组织与 Duchenne 型肌营养不良患者肌纤维有明显差别。在 mdx 小鼠骨骼肌，除了可见局灶性肌纤维坏死，并伴随纤维化组织形成外，大部分肌纤维显示正常肌纤维的多边形，虽然大小不一，但排列有序，肌纤维之间无明显纤维与脂肪组织增生。在成年 mdx 小鼠，超过 50% 的肌纤维含有中间核，在肌膜表面分布有肌肉卫星细胞，均显示肌肉组织有效的再生能力[3]。mdx 小鼠的寿命也接近正常实验小鼠。

当将 NEMP 的增殖细胞植入 mdx 小鼠的腓肠肌后，产生大量异常的肌纤维。这些供体来源肌纤维缺乏受体小鼠原骨骼肌组织的结构特点和再生功能，但是再现了 Duchenne 型肌营养不良患者肌肉的组织病理学特征。第一，植入的 NEMP 细胞形成了大量供体来源的胎儿期样肌纤维，以小直径、周边核为特征，类似的肌纤维只是被报道在 Duchenne 型肌营养不良患者肌组织及 mdx 小鼠的膈肌纤维[2, 4]。第二，根据对肌肉卫星细胞标志物 Pax7 的检测，可将 NEMP 来源的胎儿期样肌纤维分为两类：一类为小直径、周边核的肌纤维，含有增加的 Pax7 标记细胞，但此类细胞缺乏正常肌肉卫星细胞的肌纤维融合与再生能力；另一类为大量圆形、周边核的肌纤维，排列无序，并缺乏 Pax7 标记的肌肉卫星细胞。几项研究也报道了，在 Duchenne 型肌营养不良患者的肌肉组织，或者出现成肌细胞的缺失，或者肌肉卫星细胞有功能缺陷[5, 6]。第三，在部分移植的肌肉组织中，在出现大量胎儿期样肌纤维的同时，环绕肌纤维的间隙之间出现明显增加的间质组织。

在 NEMP 移植的肌肉中，上述肌肉组织的改变，能够以不同程度分别出现在移植体中。也有少部分移植体，含大量异常的肌纤维，表现了 Duchenne 型肌营养不良患者变性肌肉的数种主要组织病理学特征：在肌肉横向切片上显示大量胎儿期样肌纤维，大小不一，排列紊乱，中间核肌纤维比例小于 10%；在肌纤维之间，出现明显增加的细胞间隙组织；使用免疫组织化学染色，则不能在移植体内检测到 Pax7 标记的肌肉卫星细胞[7]。由于大部分的变性肌纤维表达了 dystrophin 蛋白的抗原活性，证实异常肌纤维的供体细胞来源。在移植体内，未发现明显的脂肪组织代偿性增生。这可能由于移植体的形成时间相对较短（细胞移植后 40 天），也可能反映脂肪组织并非 NEMP 的早期分化细胞成分。值得指出的是，异常肌纤维、缺乏卫星细胞及增加的肌纤维间隙组织均表明，移植体肌组织显然缺乏正常骨骼肌的有效再生与修复能力，也与非移植区的 mdx 小鼠肌肉组织形成明显对照。在后者，骨骼肌由大量排列规则的多边形肌纤维组成，中间核的比例大于 60%，并且分布有功能性肌肉卫星细胞，从而维持肌纤维的再生与修复能力（图 6-2）。

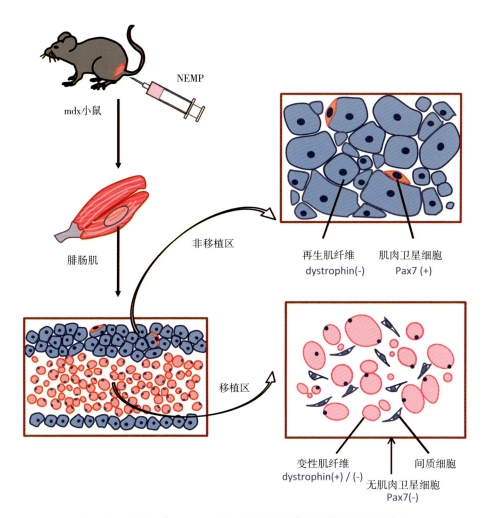

图 6-2　NEMP 在 mdx 小鼠生成 DMD 患者样变性肌纤维示意图

mdx 小鼠肌肉（非移植区）由大量再生肌纤维组成。在肌肉横向切片上，肌纤维表现为多边形，大小不一，但排列有序。大多数肌纤维含有中间核，并分布有 Pax7 表达的肌肉卫星细胞。而典型的 DMD 样肌纤维移植体（移植区）则含有大量变性肌纤维，肌纤维在横切面上呈圆形，大小不一，排列紊乱。在肌纤维之间有明显增加的间质细胞，中间核肌纤维比例低，移植体内缺乏 Pax7 表达的肌肉卫星细胞，表明肌肉再生功能严重受损

　　上述发现清楚地指出，移植 NEMP 的成肌细胞至 mdx 小鼠骨骼肌，可将具有有效再生能力的 mdx 小鼠肌肉组织改变为 Duchenne 型肌营养不良患者样变性肌纤维，并严重损伤其再生与修复功能。这一重要发现，首次将 Duchenne 型肌营养不良患者变性肌纤维的形成与胚胎期样原始干细胞直接相连，从而为这一骨骼肌变性疾病的病因提供了新的细胞依据。

第三节　NEMP 形成 Duchenne 变性肌纤维的可能机制

目前认为，Duchenne 型肌营养不良是一种复杂的、异质性、组织变性疾病。对 NEMP 的研究表明，Duchenne 型肌营养不良变性肌纤维的形成，起始于成体肌肉组织内，胚胎期样干细胞的激活、早期分化细胞的急剧增殖及其胎儿期样的肌纤维分化。这一认识与有关 Duchenne 型肌营养不良变性肌纤维形成的传统观点——骨骼肌纤维的退行性病变——大相径庭。

NEMP 分布于成熟组织，是具有胚胎神经与肌肉组织细胞分化能力的原始干细胞。NEMP 在成体骨骼肌分布的极低频率表明，这一原始细胞很可能以单细胞方式存在于肌肉组织，并以此发挥生物效应。在接受 NEMP 移植的 mdx 小鼠骨骼肌中，大部分移植体在不同程度上分别表现了 Duchenne 型肌营养不良患者肌肉组织的异质性改变，这些移植体应始发于供体细胞中的主体成肌细胞。但在少量移植体内出现的大量胎儿期样异常肌纤维，则完全缺乏通常再生肌纤维的形态和结构，集中表现了 Duchenne 型肌营养不良患者变性肌纤维的典型组织病理学特征。这类肌纤维移植体出现频率低，有可能来源于植入细胞中少量原始干细胞及其早期成肌细胞在体内的增殖。

目前尚不清楚哪些因素可影响胚胎期样干细胞在成体组织的激活、增殖与早期分化。细胞分离和培养表明，组织损伤可在体外激活 NEMP 并引发原始干细胞的生长和分化性增殖。然而，不同于上述在移植后出现的大量成肌细胞增生，在体外细胞培养中，NEMP 早期分化细胞的增殖速度很慢。一种推测是，细胞移植有可能引发了组织损伤，释放出某种促生长因子，从而有助于原始干细胞和早期分化细胞的生长、增殖并形成胎儿期样变性肌纤维。由于这些早期分化细胞是直接形成 Duchenne 型肌营养不良患者样变性肌纤维的前体细胞，鉴定这种细胞的性质和类型将具有重要的理论和实践意义。此外，研究与分析激活原始 NEMP 的环境因素，以及促进早期分化细胞生长的相关影响因子，亦将有助于揭开胚胎期样干细胞形成 Duchenne 型肌营养不良患者样变性肌纤维的始发细胞机制。

第四节　胚胎期样干细胞与神经变性疾病

神经变性疾病是指神经系统出现的慢性进行性神经元损害。此类疾病如帕金森病（Parkinson's disease，PD）、亨廷顿病（Huntington's disease，HD）及阿尔茨海默病（Alzheimer's disease，AD）等，均以大脑某特定区域神经元变性为特征[8]。

原发性帕金森病病因未明，常见于中老年人，是以黑质 – 纹状体多巴胺能通路为主的变性疾病。帕金森病的主要病理改变为中脑黑质多巴胺能神经元变性、死亡，导致纹状体的多巴胺递质含量下降，引发震颤、肌强直和运动障碍。但引发神经变性的病因及发病机制尚未明了。治疗主要为改善症状，但不能治愈。

亨廷顿病又称亨廷顿舞蹈病，为常染色体显性遗传的纹状体和大脑皮质变性疾病。好发于 20 ～ 50 岁，病变以纹状体的尾状核、壳核神经元大量变性丢失为主，可扩散至大脑皮质。纹状体 γ – 氨基丁酸传出神经元较早受累，被认为是引起亨廷顿舞蹈症的基础。临床症状以不自主运动和精神障碍为特点，影像学检查发现双侧尾状核明显萎缩。发病后 10 ～ 20 年，患者常死于并发症。目前，对亨廷顿舞蹈病尚无有效治疗。

阿尔茨海默病是一种进行性发展的、致死性神经变性疾病，患者可出现大面积皮质神经元萎缩、丢失，从而导致精神和认知障碍。阿尔茨海默病是最常见的老年痴呆症，据报道，在美国 65 岁以上人群发病率为 5%，85 岁以上接近 30%。脑组织主要病理改变为：①老年斑（senile plague，SP），是细胞外出现的神经炎性斑块，其组成为 β – 淀粉样蛋白（β–amyloid，Aβ）和变性的神经元突起；②神经元纤维缠结（neurofibrillary tangle，NFT），出现在神经元胞质内，其主要成分为异常磷酸化的微管相关 tau 蛋白。阿尔茨海默病选择性影响皮质不同区域，神经元变性、丢失以海马和基底前脑胆碱能神经元最为严重，病变也累及杏仁核、纹状体，随病情进展累及颞叶与额叶皮质。阿尔茨海默病的病因尚未阐明，海马大量神经元丢失的确切机制仍然不清楚。但有报道，在阿尔茨海默型痴呆患者中，基底前脑胆碱能神经元是最早出现结构功能受损的细胞[8]。目前，对阿尔茨海默病的治疗主要为改善患者精神、功能方面的症状，仍缺乏能有效逆转疾病进程的治疗手段。

上述不同神经变性疾病的组织病理改变及临床症状可有明显差别，但都有基底神经节及其相关神经核团的萎缩、变性与神经元损害。基底神经节（basal ganglia）是大脑皮质下一组灰质核团，由纹状体（尾状核、壳核、苍白球）、屏状核与杏仁核组成。广义的基底神经节也包括中脑的黑质和红核等。在哺乳动物，基底神经节是椎体外系统的主要结构，为各种联络纤维的中间站，参与调节肌肉张力、协调随意运动等。在低等脊椎动物如鱼类、两栖类和鸟类等，椎体外系统是最高级运动中枢（图 6-3A）。

基底神经节也称为纹状体系统。在种系发生上，尾状核与壳核出现较迟，组织结构相同，称为新纹状体；苍白球发生较早，称为旧纹状体；杏仁核在发生上最古老，称为古纹状体。在纹状体的前下方，有数个细胞团，称为 Meynert 基底核（basal nucleus of Meynert），是胆碱能神经元的发源地，主要参与学习、记忆和认知活动。

发现 NEMP 独特的胚胎期样神经和肌肉组织细胞分化能力，以及这一原始细胞与 Duchenne 型肌营养不良变性肌组织的联系，对认识神经变性疾病的病因和进展亦有新的启示。

第一，研究证实 NEMP 是成体组织中具有胚胎期细胞分化命运的多能干细胞。在体外，NEMP 被激活后，能够自发性分化为神经元、辐射胶质样细胞和胚胎成肌细胞。虽然目前未对早期神经元的特异性进行鉴定，但从理论上分析，在适当条件下，NEMP 应该具备分化为胚胎期多种特异性神经元的潜能。

第二，原始 NEMP 能够分化生成胚胎类脑器官和神经核样细胞群或亚克隆。由于基底神经节是在中枢神经系统早期发育过程中形成的基本结构，在 NEMP 分化产生的胚胎神经组织中，很可能也包括原始基底神经节样亚克隆或细胞群，如黑质、杏仁核、纹状体和 Meynert 基底核样细胞群。如果原始 NEMP 亦残留于相关神经核团，在一定条件下，将具备分化为早期异质性神经元的潜能。

第三，移植实验发现，NEMP 在体内的胎儿期样肌纤维分化，能够将具有再生功能的、肌营养不良小鼠骨骼肌，转变为再生能力严重受损的、Duchenne 型肌营养不良患者样变性肌组织。这一结果明确地指出，在 Duchenne 型肌营养不良疾病中，变性肌纤维的形成是源于一种新型的原始干细胞的胎儿期样成肌细胞分化。

基于上述发现和分析，做出的理论假设是，NEMP 样胚胎原始干细胞极有可能也存在于基底神经节某一神经核中，如黑质、纹状体或 Meynert 基底核等（图 6-3B），这一原始细胞在成体神经组织的激活、增殖与早期神经元的异常分化，有可能成为神经变性疾病的始发原因之一。

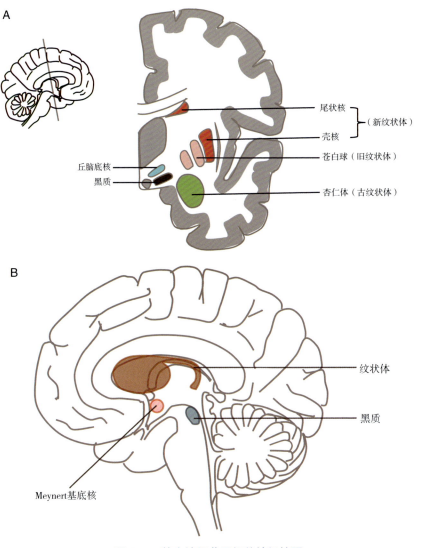

图 6-3　基底神经节及相关神经核团

对这一假设的验证有可能包括：①检测与分析在 NEMP 的早期分化细胞中特异性神经元的存在，如多巴胺能神经元、胆碱能神经元等；②通过移植实验，检测原始干细胞和早期分化细胞在中枢神经系统形成变性神经元的可能性；③通过体外实验，鉴定 NEMP 形成基底神经节样亚克隆或细胞团；④通过在体实验，于基底神经节及相关区域定位 NEMP 样原始干细胞。研究将探讨胚胎期样原始干细胞与神经变性疾病之间的可能联系，这将有助于揭开 PD、AD 等疾病的始发因素，并阐明变性神经元形成的细胞机制。

参考文献

[1] Hoffman E P, Brown R H , Kunkel L M. Dystrophin: the protein product of the Duchenne muscular dystrophy locus[J]. Cell, 1987, 51: 919-928.

[2] Dubowitz V. Muscle biopsy: A practical approach[M]. (Bailliere Tindall, London), 1985: 294.

[3] Boldrin L, Zammit P S, Morgan J E. Satellite cells from dystrophic muscle retain regenerative capacity[J]. Stem Cell Res, 2014, 14: 20-29.

[4] Karpati G, Carpenter S, Prescott S. Small-caliber skeletal muscle fibers do not suffer necrosis in mdx mouse dystrophy[J]. Muscle Nerve, 1988, 11: 795-803.

[5] Blau H M, Webster C, Pavlath G K. Defective myoblasts identified in Duchenne muscular dystrophy[J]. Proc Natl Acad Sci USA, 1983, 80: 4856-4860.

[6] Delaporte C, Dehaupas M, Fardeau M. Comparison between the growth pattern of cell cultures from normal and Duchenne dystrophy muscle[J]. J Neurol Sci, 1984, 64: 149-160.

[7] Qu-Petersen Z, Andersen J L, Zhou S. Distinct embryonic and adult fates of multipotent myogenic progenitors isolated from skeletal muscle and bone marrow[J]. Cell Biol, 2015, 3: 58-73.

[8] Bear M F, Connors B W, Paradiso M A. Neuroscience: Exploring the brain[M]. (Lippincott Williams & Wilkins, Philadelphia), 2001

摘要

在成体组织定位多能干细胞通常面临的主要困难,是原始细胞在组织定位不明和缺乏特异性分子标志物。而在成体组织定位胚胎期样原始干细胞则面临更为复杂的挑战,包括原始多能干细胞在组织分布的极低频率、可能的静息状态及非生理功能特性。在前期研究中已发现,NEMP 早期增殖细胞复合表达成肌细胞特异性分子标志物 MyoD 和神经干细胞与星形胶质细胞标志物 GFAP,并可在体外生成梭状镶嵌型肌管,形态上类似于骨骼肌组织中的本体感受器神经肌梭。以复合表达 GFAP/MyoD 基因蛋白为激活态 NEMP 细胞的标志物,预测并成功地定位了少量肌梭,作为原始胚胎期样干细胞在成体骨骼肌的潜在位点。

第一节　NEMP 早期神经肌肉细胞分化的启示

NEMP 分离于正常成年小鼠的小腿后群肌,主要为腓肠肌和少量比目鱼肌。扩增 NEMP 是在常规细胞生长培养基中完成,通常有利于骨骼肌前体细胞的生长和分化。不同于所有已报道的肌肉干/祖细胞分离产物,NEMP 的早期自发性分化,除了生成骨骼肌成肌细胞,表达肌肉特异性基因 MyoD 外,也生成了具有神经细胞谱系分化特征的多种细胞。这些细胞或具有神经元和胶质细胞的典型形态,或表达与之相关的特异性分子标志物。其中,由 NEMP 产生的辐射胶质样细胞、神经元、成肌细胞所组成的梭状镶嵌型肌管(SMMt),是这一早期分化形成的最为特殊的组织和结构[1]。在细胞培养的早期阶段,典型的 SMMt 由中部膨大的梭形区和两端细长的辐射胶质样纤维所组成，末端与普通肌管相连，长约 1mm。而在细胞培养后期形成的 SMMt，中部的梭形区更为膨大，聚集了更多的细胞核；两端显著延长，可长达数毫米。在两端细长的辐射胶质样纤维处，融合了大量成肌细胞核，与末端的肌管部分共同组成分化更为成熟的 SMMt，表达肌肉特异性收缩蛋白肌球蛋白（myosin），肌纤维内出现明暗相间的横纹（图 7-1A）。

在细胞培养中，NEMP 早期增殖细胞的成肌分化，主要生成短小的梭形肌管，具有组织构型的 SMMt 数量小于全部肌管的 1%，出现频率低。然而，这种由神经和成肌细胞组成的肌管具有特殊的组织形态和结构，类似于骨骼肌本体感受器——神经肌梭，提示 NEMP 与肌梭之间的潜在联系（图 7-1B）。

神经肌梭或肌梭是分布于骨骼肌组织内的一种梭形、由结缔组织包被为囊状的感受器。在每个肌梭内，可分布有 2 ~ 12 条小直径的梭内肌纤维，与周围的骨骼肌纤维呈平行排列。梭内肌纤维分为两类。一类肌纤维中部膨大，有聚集成团的细胞核，称为核袋肌纤维；另一类肌纤维中部有成串排列的细胞核，称为核链肌纤维。每条梭内肌纤维中部为非收缩区，而两端则为收缩区，均有由肌丝组成的明暗相间的横纹。在肌梭内，也分布有感觉与运动神经纤维末梢。感觉神经末梢呈环状包绕梭内肌纤维中段，或呈花枝样附着在肌纤维的近中段。Gamma 运动神经末梢则分布在梭内肌纤维的两端。肌梭是骨骼肌的牵拉感受器，主要感受肌肉在收缩时肌纤维长度的变化，参与调控姿势、肌张力、位置感觉和运动。

从组织结构上看，SMMt 与肌梭的核袋肌纤维类似，这种类似性提示，SMMt 的形成很可能重演了胚胎期肌梭的某种早期发育过程。这一发现，对研究原始干细胞在成体骨骼肌的组织起源具有特殊含义。NEMP 的分离和传代实验已证实，这一多能干细胞具有高度自我更新能力，因此，在 NEMP 早期增殖细胞中，除分化细胞外，也可能存在少量原始多能干细胞。在分析 SMMt 的结构时发现，在部分肌管的梭形膨大区域，除聚集的细胞核以外，有时可见少量小圆单细胞。由此推测，具有自我更新能力的原始 NEMP 有可能以此方式定位于 SMMt。如果 SMMt 的形成重演了胚胎发育的某一早期程序，上述发现则意味着神经肌梭有可能是 NEMP 在骨骼肌中的潜在位点。这样，骨骼肌组织内的肌梭便成为定位原始胚胎期样干细胞的主要初始目标。

为了在成体组织定位 NEMP，选择了植入 NEMP 增殖细胞的后期 mdx 小鼠腓肠肌（植入后 40～65 天），并制备了纵贯腓肠肌全长的肌肉系列横向切片。在切片上分别完成 HE 组化染色、MyoD/GFAP 免疫组化双染色等。首先，在 HE 染色的切片上定位所有能发现的肌梭，完成肌梭摄像图。其次，通过摄像追踪，在 3 例腓肠肌样本中随机选择了 18 个肌梭，8 个位于腓肠肌内侧肌，10 个位于外侧肌。最后，在免疫组化染色的系列切片上，追踪检测在每一个肌梭内出现 GFAP/MyoD 双阳性细胞的可能性。

最初的检测集中在肌梭的梭内肌纤维。然而，在所有肌梭梭内肌纤维的任何区域，包括中部核聚集区和两端的肌纤维收缩区，均未检测到 GFAP/MyoD 双阳性细胞，也未检测到 MyoD 标记的细胞核，除了在肌梭内的神经纤维处能够检测到 GFAP 标记的施万细胞。但是，在紧连肌梭的神经纤维通行区，则检测到 MyoD 阳性细胞。此外，在神经纤维的延长区也发现了极少量 GFAP/MyoD 双标记细胞。由于很难设置神经纤维通行区的界限，为完成标记细胞的定量分析，设置了与肌梭相关的两个分析区域：一为神经纤维通行区，用来完成 MyoD 阳性细胞的定量分析，实际以肌梭及其周围区域摄像图为基准（0.023mm^2），主要有肌梭、神经纤维和少量骨骼肌纤维；二为神经纤维的延长区，用来完成 GFAP/MyoD 双标记细胞的定量分析，实际包括肌梭及其周围区域（0.092mm^2），主要有肌梭、延长的神经纤维和部分骨骼肌纤维（图 7-2）。

定量分析结果表明，在所有检测的肌梭中，有两个肌梭全然不同于其他肌梭[2]。第一，在这两个肌梭的神经纤维通行区，每平方毫米 MyoD（+）细胞的平均值是其他 16 个肌梭平均值的 3.2～3.5 倍。这些增加的 MyoD（+）细胞主要分布在出入肌梭的神经纤维周围区域，但并非神经纤维处。第二，在所有肌梭的神经纤维延长区，仅检测到少量 GFAP/MyoD 复合表达细胞，数量为所测 MyoD（+）细胞总数的 4.2%，这些 GFAP/MyoD 双标记细胞均分布于这两个肌梭的神经纤维延长区，而不是其他肌梭。这两个肌梭分属于不同的腓肠肌，但是都分布在外侧肌，即 NEMP 的非移植区（图 7-3）。

在 NEMP 的早期增殖细胞中，可出现 GFAP 阳性细胞、MyoD 阳性细胞、GFAP/MyoD 复合表达细胞，后者更具激活态神经肌肉干细胞的分子表达特征。特异性 GFAP/MyoD 表达细胞，只是被检测在 2 例样本的各 1 个肌梭的神经纤维延长区，在其他肌梭的分析区内（含有肌梭、外周神经纤维和骨骼肌纤维），均未发现 GFAP/MyoD 表达细胞。结果证实了前期对 NEMP 组织定位的预测：

即少量肌梭为 NEMP 在骨骼肌的潜在位点。

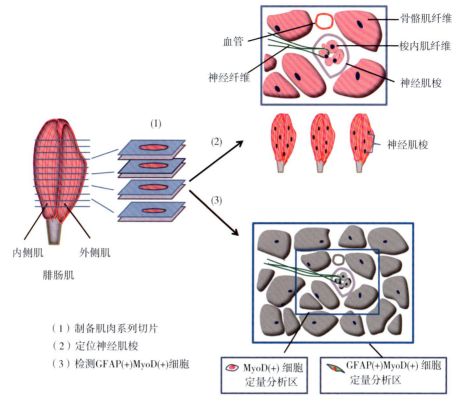

（1）制备肌肉系列切片
（2）定位神经肌梭
（3）检测GFAP(+)MyoD(+)细胞

图 7-2　在小鼠骨骼肌中定位 NEMP 的基本策略

　　虽然在梭内肌纤维未检测到 GFAP/MyoD 表达细胞，也未检测到 MyoD 表达细胞，但在紧邻上述少量肌梭的神经纤维通行区，则检测到明显增加的 MyoD 阳性细胞。增加的 MyoD 阳性细胞和 GFAP/MyoD 表达细胞，分别被检测在紧邻肌梭和同一肌梭的外围区域，有可能是由于 MyoD 阳性细胞的有限迁移能力。比如，在腓肠肌的非移植侧，从未检测到供体来源的肌纤维簇。因此，由增加的 MyoD 阳性细胞所显示的肌梭神经纤维通行区，有可能更为可靠地反映了原始干细胞在腓肠肌的确切定位（图 7-4）。另外，相较于梭内肌纤维，NEMP 定位于紧邻肌梭的神经纤维通行区，也更为符合胚胎期样干细胞在成体组织的非功能状态。

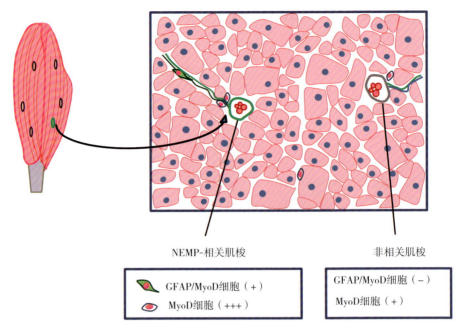

NEMP-相关肌梭   非相关肌梭

GFAP/MyoD细胞（+）   GFAP/MyoD细胞（－）
MyoD细胞（+++）   MyoD细胞（+）

图 7-3   在腓肠肌内定位激活态 NEMP 及其相关肌梭示意图

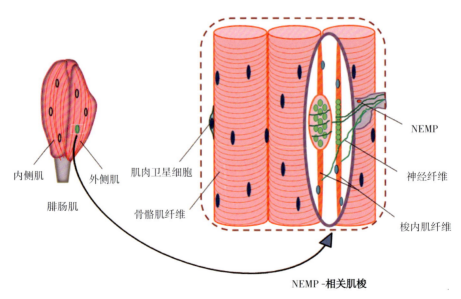

内侧肌   外侧肌
腓肠肌

肌肉卫星细胞
骨骼肌纤维

NEMP
神经纤维
梭内肌纤维

NEMP-相关肌梭

图 7-4   胚胎期样原始干细胞（NEMP）在神经肌梭定位模式图[2]

第三节　在骨骼肌定位 NEMP 的意义

其一，定位试验结果指出，使用 GFAP/MyoD 双抗体免疫标记法，可在骨骼肌中检测到激活态的 NEMP 细胞，其定位与少量肌梭有关联。研究也提示，由增加的 MyoD 阳性细胞所标记的少量肌梭神经纤维通行区，则代表了原始 NEMP 在肌梭的潜在位点。因此，确定 NEMP 在成体骨骼肌组织定位及其与肌梭的联系，是基于对这两项指标的结合分析。

其二，研究揭示，原始 NEMP 很可能定位于紧邻少量肌梭的神经纤维通行区，而不是梭内肌纤维，也不是肌梭内的神经纤维。这一现象很可能是由于在发育过程中，位于原始梭内肌纤维或 SMMt 中部的 NEMP 逐步移位到更为安全、隐匿的非功能区域，由此形成定位于成体组织的胚胎期样原始干细胞。因此，发现 NEMP 在神经纤维通行区这一潜在位点，支持了前期研究中的两项主要结论：NEMP 在成年骨骼肌组织中存在的非功能状况，及其作为成体组织胚胎遗留干细胞的生物特征。

其三，研究亦发现，NEMP 相关肌梭在组织分布不仅频率低，也具有空间取向，均位于腓肠肌外侧肌（非移植侧），表明原始干细胞在骨骼肌的定位具有肌梭特异性。进一步研究应集中于探讨原始 NEMP 在不同组织及不同种系动物中的定位，以及这种定位是否具有特异性和保守性。研究将为了解胚胎期样干细胞在人体组织的分布提供关键资料。此外，确定分布的特异性具有重要意义，不仅将有助于从成体组织分离数量稀少的胚胎期样原始细胞，也将为在组织水平追踪和调控这一原始干细胞的激活、增殖与分化命运提供新的研究思路。

参考文献

[1] Qu-Petersen Z, Andersen J L, Zhou S. Distinct embryonic and adult fates of multipotent myogenic progenitors isolated from skeletal muscle and bone marrow[J]. Cell Biol, 2015, 3: 58-73.

[2] Qu-Petersen Z. Embryonic and adult fates of multipotent progenitors in adult origin[M]. (LAP LAMBERT Academic Publishing, Saarbrucken), 2016: 55-79.

[3] Dubowitz V. Muscle biopsy: A practical approach[M]. (Bailliere Tindall, London), 1985: 294.

第 **8** 章 研究计划：NEMP 始发肿瘤与变性疾病组织的细胞机制探讨

摘要

　　传统观点认为，成体多能干细胞的生物学功能是维持组织的自稳态并参与损伤组织的再生与修复。然而，新的研究证据表明，某些定位于成年组织的多能干细胞实则是机体疾病的起因，而非组织再生的细胞来源。研究已发现，成体组织存在两类功能各异的原始干细胞。一类是由骨髓分离的成体多能干细胞，能够分化为成年期骨骼肌前体细胞，并修复损伤的肌纤维。另一类是新型的神经上皮成肌干细胞（NEMP），能够从正常成体骨骼肌组织分离，但具有独特的胚胎期样神经、肌肉细胞分化命运，可成为不同疾病组织如骨骼肌变性疾病、肌肉恶性肿瘤和 CNS 恶性肿瘤的细胞起因。NEMP 分化为胚胎类脑器官与脑神经核团的潜力，以及在骨骼肌生成变性肌纤维的特性，支持类似的原始细胞与神经元变性疾病相关联的理论假设。更多的证据提示，胚胎期样神经肌肉干细胞所致疾病组织的多样性可能归因于原始干细胞、早期分化细胞及这些细胞所处微环境的不同状况。本研究计划将设置活细胞动态成像追踪与单细胞基因表达分析技术、利用不同影响因子（致癌剂或生长因子等），通过离体与在体实验以验证这一新型胚胎期样干细胞始发不同疾病组织的两种细胞机制假说：原始干细胞突变的致癌机制，以及原始干细胞及其早期分化细胞增殖所致的细胞变性机制。研究应在单细胞水平、从功能和分子表达特征鉴定原始胚胎期样干细胞，并阐明其始发疾病组织多样性的不同作用机制，从而提供一种独特的疾病组织前体细胞，以激发预防和治疗的创新。

一、研究背景

干细胞是指一类具有高度自我更新能力与多种分化潜能的细胞，依其发育阶段，可分为胚胎干细胞和成体干细胞。通常认为，成体干细胞或成体多能干细胞的生物学功能是维持组织器官结构与功能的自稳态，并参与损伤组织的再生和修复。例如，骨髓的原始造血干细胞可持续更新循环系统内所有的血细胞和淋巴细胞，并于移植后，在经辐射处理的受体机体内重建造血系统；位于中枢神经系统的神经干细胞，则能够分化为神经元和神经胶质细胞。然而，研究证据也表明，某些成体来源的多能干细胞实则是人体疾病的起因，而非损伤组织再生与修复的细胞来源。由于数量稀少及特异性分子标志物极为有限，使用大多数传统的分离和分析方法难以揭示这一与疾病相关联的原始干细胞，因此，成体来源非血液组织多能干细胞的分离及生物学起源一直成为干细胞研究领域的难点，并直接影响对不同组织干细胞的分类、鉴定及生物功能的评价。

我在此领域的工作起始于从正常成年小鼠的骨髓与骨骼肌中克隆分离纯化的多能干 / 祖细胞。对照实验证实这是两类生长特性、谱系分化及生物功能截然相反的原始干细胞。骨髓来源的原始细胞可在适宜的培养体系下大量增殖，增殖后的细胞表达干细胞标志物 Sca–1 和 ABCG2，也表达多种组织细胞或组织前体细胞的分子标志物包括 MyoD、Myf5 和 Pax7（成肌细胞和肌肉卫星细胞）、nestin 和 MAP2（神经干细胞和神经元）、NG2（血管前体细胞）、CD34 和 CD24（造血祖细胞和血液细胞）。在以肌细胞分化为条件的离体和在体实验中，原始干细胞能够生成成年期骨骼肌前体细胞，具有再生和修复损伤肌纤维的功能[1]。此类原始细胞符合干细胞在组织再生中的传统角色，这是一种成体多能干细胞。另一类原始细胞可由骨骼肌分离，两次克隆分离实验证实，原始细胞具有高度自我更新能力，其克隆增殖细胞表达组织干细胞标志物 Sca–1 和 ABCG2，但不表达 CD34 和 CD24。重要的是，原始细胞在被激活之后，能够自发性分化为多种神经元和神经胶质细胞，或具有其特殊形态，或表达相关分子标志物包括 nestin 和 musashi–1（神经上皮干细胞和神经干细胞）、GFAP（神经干细胞与星形胶质细胞）、β – Ⅲ tubulin 和 MAP2（神经元）及 MBP（少突胶质细胞）。早期增殖细胞也表达高水平肌肉特异性转录因子 MyoD、myogenin，和胚胎肌肉祖细胞标志物 Pax3。在与骨髓分离细胞相同的离体和在体实验中，骨骼肌来源的原始细胞不能生成功能性成年期骨骼肌前体细胞，但显示了胚胎期样的神经和肌细胞分化命运，可成为不同疾病组织的细胞起因 [1, 4]。分离和定位实验均表明这类细胞数量稀少，可由小腿后群肌分离，其组织定位可能与极少数神经肌梭有关，但与肌肉牵拉感受器的功能并无联系 [2]。这一在成体组织的非功能性特点，结合原始细胞激活后的自发性胚胎期分化命运，提示这类细胞是胚胎期的遗留物。根据其分化能力，将这一新型的原始细胞称为神经上皮成肌干细胞（NEMP）。这是一类位于成体组织的胚胎期样干细胞，在疾病的发病机制中具有特殊含义。

早在 19 世纪中叶，病理学家鲁道夫·魏尔啸（Rudolf Virchow）已提出癌症起源于正常细胞变异的开创性理论。他曾经的助手朱利斯·科恩海姆（Julius Cohnheim）基于癌变组织与胚胎组织的类似性，提出癌症起源于遗留在成年机体内的胚胎残余组织。这些观点此后演化为癌症起源于成体组织内胚胎期样细胞，或胚胎遗留细胞的科学假说 [3]。然而，由于数量稀少，分离和证实纯化的胚胎期样细胞极为困难，在很长时间内，对这类细胞的生物功能及分子生物学特性的认识主要限制于理论假设，而在现代干细胞研究领域，胚胎期样细胞通常与正常组织干细胞相提并论。

对 NEMP 的研究则证实，不同于其他组织干细胞的成年期分化命运，移植正常小鼠分离的肌源性 NEMP，可在受体小鼠的骨骼肌内分化为肿瘤特异性横纹肌样细胞与胚胎异位神经上皮组织，后者包括胚胎期的前脑、中脑、菱脑和脑神经核样细胞团 [4]。这些胚胎类脑器官均由大量未分化或低分化小圆肿瘤细胞组成。这些肿瘤细胞和组织，不仅再现了软组织横纹肌肉瘤，也显示了中枢神经系统胚胎性肿瘤，包括小脑髓母细胞瘤、原始神经外胚叶肿瘤、非典型畸胎瘤／横纹肌样瘤等的特征性组织病理学改变 [5-8]。离体克隆分析也证实，单一 NEMP 能够分化为多种胚胎脑器官样亚克隆和成肌细胞亚克隆，对肿瘤性移植体的克隆来源提供了实验支持 [4]。这一结果在细胞水平首次揭示，具有胚胎期样神经和肌肉双向分化能力的干细胞能够从正常成年组织分离，并与肿瘤的发生相关联。结果亦表明，曾被考虑起源于不同组织细胞的软组织横纹肌肉瘤，以及中枢神经系统胚胎性肿瘤如髓母细胞瘤等，均可起始于类似的前体细胞，为这两类恶性肿瘤的 NEMP 起源提供了细胞学证据 [4]。

研究 NEMP 的分化命运亦揭示，这一原始干细胞与骨骼肌变性疾病——Duchenne 型肌营养不良的病因相关联，首次报道了胚胎期样原始细胞与非肿瘤性疾病之间的联系 [1]。Duchenne 型（DMD 型）和 Becker 型（BMD 型）肌营养不良也称为假肥大型肌营养不良，均为 X 连锁隐性遗传，属于男性罹病，女性为携带者。遗传学检查患者有骨骼肌细胞骨架蛋白 dystrophin 的基因缺陷[9]。在人类，*dystrophin* 基因缺陷导致肌膜内侧面骨架蛋白 dystrophin 的缺失，dystrophin 相关蛋白复合体形成受阻，从而影响肌肉收缩时肌膜的稳定性。DMD 型是临床症状最为严重的肌营养不良。患儿从出生到 5～7 岁无临床症状，此后出现进行性的肌纤维变性、坏死，行动障碍，多数患者在 20～30 岁夭折于心、肺功能衰竭。BMD 型与 DMD 型是等位基因病，但发病较迟，病情较轻，病情进展缓慢，患者生存期接近正常。DMD 发生中的特殊进展提示，除遗传因素外，有某种继发性致病机制卷入到 DMD 的始发过程中，最终改变了肌纤维的生物特性与功能。

在检测 NEMP 成肌细胞移植能力的实验中，使用了 mdx 小鼠。mdx 小鼠为自发性突变，其结果亦导致肌膜相关蛋白 dystrophin 的缺失，是 DMD 和 BMD 的常用动物模型。然而，不同于 DMD 患者，其肌纤维结构与功能均严重受损，mdx 小鼠骨骼肌组织具备功能性结构及有效的肌肉再生能力[11]，寿命也接近正常实验小鼠。研究中发现，当 NEMP 细胞被接种到 mdx 小鼠的骨骼肌后，作为胚胎期样干细胞多能分化的后果之一，能够产生大量无序的胎儿期样异常肌纤维、弥散性增加的细胞间质组织，并缺乏肌肉卫星细胞[1, 2]。这些异常组织再现了 DMD 患者变性肌纤维的典型组织病理学改变，及其再生功能严重受损的状态[12, 13]。结果将 DMD 变性肌纤维的形成与 NEMP 直接相连，从而为这一骨骼肌变性疾病的病因提供了新的细胞依据。

NEMP 分化为胚胎期样神经和肌肉细胞的能力，以及与肌肉变性疾病的联系，对认识神经元变性疾病的发病机制与进展亦有重要启示。此类疾病如帕金森病（PD）、亨廷顿病（HD）、和阿尔茨海默病（AD），均以大脑某特定区域神经元变性、丢失为特征。这些疾病的始发原因仍未完全阐明，但基底神经节及相关脑神经核的不同程度受损均有报道。在 PD 患者，中脑黑质多巴胺能神经元变性，导致纹状体多巴胺下降，并引发运动功能障碍[10]。而 HD 是以不自主运动和精神障碍为症状，病变以纹状体的尾状核、壳核 γ - 氨基丁酸传出神经元变性为基础，可扩散至大脑皮质。在阿尔茨海默病患者，则可见大面积皮质神经元萎缩、丢失，从而导致精神和认知障碍。神经元丢失以海马和基底胆碱能神经元最为严重，变性神经元也累及颞叶、额叶、杏仁核和纹状体等。有报道，在阿尔茨海默病患者，基底前脑胆碱能神经元是最早出现结构功能受损的细胞[10]。在离体和在体实验中，NEMP 均可产生胚胎类脑器官与脑神经核样细胞团[4]。由于基底神经节中的纹状体、杏仁核、中脑黑质等，均为中枢神经系统早期发育的基本结构，因此，NEMP 分化为发展中神经核团的能力，支持新的理论假设，即位于成体组织的、胚胎期样干细胞有可能亦分布于基底神经节相关核团，在一定条件下，这一原始干细胞的激活及其早期分化有可能是神经元变性疾病的始发原因之一。

在现代社会，癌症与神经元变性疾病均严重地威胁人类的健康与生命。然而，当前癌症的治疗主要集中在针对癌症组织或恶性肿瘤的主体细胞，而不是肿瘤的起始细胞，这是癌症频发的主要因素，也是导致癌症复发的原因之一。而骨骼肌与神经元变性疾病，如 Duchenne 型肌营养不良和阿尔茨海默型痴呆，目前均无有效治疗手段，仅限于症状缓解。分离和鉴定 NEMP 的工作证实了先前的科学假设，即成年机体含有胚胎期样的原始细胞，可成为恶性肿瘤的细胞起源；研究结果亦对骨骼肌和神经系统变性疾病的细胞起源提出了新的解释和理论推测。更多的研究证据提示，胚胎期样神经和肌肉干细胞所致疾病组织的多样性可能归因于原始干细胞、早期分化细胞及细胞所处微环境的不同状况。在本研究方案中，将以 NEMP 产生不同疾病组织的生物特性为依据，通过设置单细胞功能与分子测试技术，提出并验证 NEMP 始发疾病组织多样性的两种机制假说：原始干细胞突变的致瘤机制，以及原始干细胞与其早期分化细胞增殖所致的细胞变性机制。研究结果应揭示 NEMP 在恶性肿瘤、骨骼肌和神经系统变性疾病形成中的多种作用机制，从而提供一种重要的疾病组织始发细胞，以激发预防和治疗的创新。

二、研究目标

研究方案由 4 个研究目标组成，理论上紧密联系但技术上相对独立。

目标 1：首先将改进细胞分离和培养技术，目标于从预定肌肉组织区域有效地分离 NEMP 初级克隆，以及从 NEMP 增殖细胞中分离后期克隆。

目标 2：将发展单细胞功能和分子表达分析技术，检测分离的 NEMP 克隆，从而证实和区别克隆内的原始 NEMP 与其早期分化细胞。

目标 3：使用不同影响因子 (致癌剂或生长因子)，在单细胞水平诱发原始干细胞突变为致瘤细胞，或促进原始干细胞与其早期分化细胞增殖为潜在的变性疾病组织前体细胞。

目标 4：在动物实验中，进一步验证 NEMP 突变细胞在骨骼肌和脑组织中的致瘤性，以及 NEMP 早期分化细胞形成 DMD 变性肌纤维与 AD 变性神经元的可能性。

（一）目标 1：改进细胞分离和培养技术，有效地分离 NEMP 初级克隆和后期克隆

1. 合理性

为研究组织多能干细胞，首先需要设置可行的分离程序，获取原始干细胞；继而建立特定的培养体系，生长和扩增多能干细胞并维持干细胞的基本特征，这是进一步研究这一新型多能干细胞的细胞基础。在分离和扩增 NEMP 时，主要的困难是原始细胞在组织中含量极微，且缺乏在成体状态下非分化性增生的生理基础。前期研究已发现，NEMP 克隆可由小腿后群肌分离，约从 130mg 正常小鼠骨骼肌组织中可分离出一个克隆，即一个原始干细胞，频率很低 [1]。但在体定位实验已发现，激活态的 NEMP 可出现在腓肠肌外侧肌少量神经肌梭的神经纤维通行区 [2]，从而推测 NEMP 有可能从骨骼肌的特定部位所分离。研究将检测从小鼠腓肠肌不同区域分离 NEMP 初级克隆的可能性，比较其差异，以此确定含有 NEMP 的腓肠肌特定取样区，这样将提高从小鼠骨骼肌组织中分离 NEMP 初级克隆的效率。分离的每个初级克隆内应含有一个原始干细胞（primitive NEMP，p-NEMP），是后续研究中的主要分析目标。

另外，前期研究也发现，在 NEMP 传代培养的增殖细胞中，可分离出后期克隆。后期克隆保留了初级克隆细胞自发性地分化为神经元、胶质细胞和成肌细胞的能力，也具有从单一原始细胞产生类脑器官、神经核样亚克隆和成肌细胞亚克隆的分化潜力。从理论上分析，这种具有胚胎类器官分化潜力的后期克隆应起源于具有自我更新能力的 NEMP（self-renewing NEMP，s-NEMP）。各种亚克隆则表明 s-NEMP 可分化为多种类器官前体细胞。基于这些结果，研究也将优化 NEMP 增殖细胞的培养体系，利用干细胞的高度自我更新能力，建立能持续提供原始干细胞或 s-NEMP 的细胞系。

附：胚胎期样原始干细胞的来源

在生物体成年期组织内，很可能由于缺乏正常的生理功能，胚胎期样多能干细胞数量稀少，分离难度大。然而，植入供体小鼠来源的 NEMP，可形成胚胎期神经和肌肉类器官移植体，以及胎儿期样肌纤维移植体。不同移植体分别再现了恶性肿瘤与骨骼肌变性疾病 Duchenne 型肌营养不良患者的典型组织病理学改变。这一结果提示，鼠源性和人源性胚胎期样原始干细胞的生物学行为有可能极为类似。此外，肌肉来源的 NEMP 分化为胚胎类脑器官和脑神经核样细胞群的能力亦表明，肌源性 NEMP 可用来研究与 CNS 相关的疾病。虽然从小鼠脑组织分离 NEMP 亦有必要，从技术角度分析，肌肉组织所含细胞类型的复杂程度远低于脑组织,基于这一考虑,在现阶段本研究方案中,肌源性 NEMP 将依然是主要研究对象。

2. 技术方法

（1）由腓肠肌特定区域分离 NEMP 初级克隆

NEMP 初级克隆的分离将依据报道[1],并加以改进,主要包括组织取样、酶消化、分离非聚集后期贴壁的亚组分细胞、克隆分离等。本研究中,将从数例正常成年小鼠腓肠肌外侧肌取材,并以腓肠肌内侧肌作为对照,从中分离 NEMP 初级克隆并比较其差异。在此阶段,原始 p-NEMP 的存在将以分离的克隆为标准,即含有 p-NEMP 的初级克隆。对 NEMP 初级克隆的鉴定将包括形态学分析,以及对细胞特异性分子标志物的检测。NEMP 初级克隆由 50 ~ 100 个细胞组成,在低倍相差显微镜下,细胞小而圆或多形、细胞周围有发亮的光圈、细胞之间有明显的非接触性抑制,呈非聚集性生长。在常规细胞培养液中,克隆细胞经短期扩增后,可出现具有神经元、胶质细胞、成肌细胞典型形态的分化细胞。使用免疫细胞化学,检测细胞特异性分子标志物,将验证克隆增殖细胞内干细胞和早期分化细胞的存在,包括 Sox-2 和 nestin（神经上皮细胞和神经干细胞）、GFAP（神经干细胞和辐射胶质细胞）、β－Ⅲ tubulin 和 MAP2（神经元）、MBP（少突胶质细胞）、MyoD 和 Pax3（早期成肌细胞）。增殖细胞中,少量细胞复合表达神经干细胞与成肌细胞标志物 GFAP/MyoD 将予以证实。定量 RT-PCR 将确定克隆增殖细胞内与上述相关的基因表达。

（2）建立 NEMP 低分化细胞系并分离 NEMP 后期克隆

在前期的研究中,NEMP 的培养体系含有与分离细胞在体内环境近似的血清系统,主要有利于成肌细胞的生成[1]。在此培养条件下,NEMP 表现了自发性的逐级分化,从而有助于分析原始干细胞激活后的细胞分化等级制。在本目标中,将修正培养体系,集中于建立能提供原始干细胞并维持其干性的低分化 NEMP 细胞系。首先,将重点选择合适的培养条件,促进 NEMP 克隆细胞的低分化增生;然后,从培养的增殖细胞中筛选和分离含有 s-NEMP 的后期克隆。通过改进细胞培养和后期克隆分离体系,从而有效地提供原始胚胎期样干细胞。对后期克隆的鉴定将同上述对初级克隆的鉴定,并包括对克隆细胞产生胚胎类脑器官亚克隆能力的分析。使用形态学分析、免疫细胞化学、RT-PCR 等分析技术,建立对胚胎类器官多样性的鉴定和评价标准,重点在胚胎类脑器官和基底神经节样亚克隆,以及成肌细胞亚克隆。

（二）目标 2：建立单细胞功能与分子表达分析技术，证实和区别原始 NEMP 及其早期分化细胞

1. 合理性

原始多能干细胞区别于分化细胞的主要特征是具有高度自我更新能力和多向分化潜能。在研究成体来源的多能干细胞时，使用单细胞的分离与分析技术，可更为精准地鉴定原始细胞的干细胞特性，以及探讨干细胞在正常发育或疾病进展中的等级制与命运调控因素 [14, 15]。在前期研究中，在分离骨骼肌与骨髓原始干细胞时，已考虑到多能干细胞在组织中分布的极低频率及可能存在的功能差异，因此使用了克隆分离法，以获取纯化的原始干细胞。对干细胞的分析和鉴定是使用其增殖细胞而完成。结果证实了两类生物特性截然不同的原始干细胞，分别具有胚胎期和成年期细胞分化命运，在疾病起源和组织再生中发挥不同作用。对 NEMP 的研究也发现，其增殖细胞表现了明显的自发性、阶段性神经和成肌细胞双向分化。两次克隆分离实验和后期克隆形成实验均揭示，原始 NEMP 具备自我更新能力，能够以单细胞方式存在于初级克隆中，并且以低频率状态存在于传代细胞的扩增过程中。更为重要的是，对 NEMP 移植体的分析和定位实验提示，原始胚胎期样干细胞有可能以这种单细胞方式存在于组织，并以此方式或者以影响其早期分化细胞的方式，在 NEMP 形成的不同疾病组织中发挥关键作用。

综合这些发现表明，对 NEMP 的进一步研究需要从功能和分子表达特征两方面鉴定单一的原始干细胞，区分这一干细胞与其早期分化的神经元和成肌细胞。然而，在原代细胞培养中，原始干细胞有可能由于缺乏必需的诱导信号，在单细胞状态下极难增殖与分化。因此，分析将使用在上述目标中制备的 NEMP 初级和后期克隆，分别含有 p–NEMP 和 s–NEMP。首先，将使用活细胞动态成像分析技术，追踪 NEMP 克隆形成中的单个细胞。通过分析细胞生长特性、分化能力及细胞形态等指标，从形态和分化功能上揭示克隆内原始 NEMP 的存在。此后，使用单细胞 RNA 测序技术，检测和分析克隆内细胞的基因表达，通过建立单细胞的基因表达图谱，从分子表达特征上验证并定义克隆内的 p–NEMP 和 s–NEMP。

2. 技术方法

（1）建立单细胞功能分析方法鉴定原始干细胞与其早期分化细胞

前期研究已发现，NEMP 初级克隆由 50 ~ 100 个细胞组成，应含有 1 个原始细胞，其余为不同阶段分化细胞，主要为早期成神经细胞和成肌细胞。

在单细胞水平，通过功能分析鉴定原始干细胞与其早期分化细胞，将使用时间延时成像技术(time-laps imaging)或活细胞成像追踪技术（live-cell image tracing），分析含有 p-NEMP 和 s-NEMP 的克隆。追踪并分析在克隆形成中每个细胞的生长特性、增殖能力及分化命运。测试指标包括原始细胞和分化细胞的分裂次数、细胞周期时间及分化细胞的形态和类型。初步推测，原始干细胞体积小，分裂慢，细胞周期长，主要为不对称分裂；分化细胞则具有其相应细胞形态，分裂频繁，细胞周期短，主要为对称性分裂。结合细胞形态、生长特性和分化能力三方面结果，定义并区别克隆内存在的单一原始干细胞（p-NEMP 或 s-NEMP）与其早期分化细胞。

（2）建立原始干细胞与其早期分化细胞的单细胞基因表达图谱

首先，将制备源于 NEMP 克隆的原始细胞和分化细胞单细胞待测样本。使用单细胞 RNA 测序技术（single-cell RNA sequencing），分析含有 p-NEMP 和 s-NEMP 的克隆，对克隆内单细胞的基因表达进行定量分析。检测指标将包括：①与干细胞和早期分化细胞相关联的特征性分子标志物；②与细胞周期、周期调节物及潜在性细胞突变相关的基因表达。检测的目标之一，是通过分析细胞特异性分子表达，进一步鉴定和区别克隆内存在的原始多能干细胞、早期子代神经母细胞和成肌细胞。与此同时，这一分析也将验证由功能分析对克隆细胞的测试结果。检测的目标之二，是验证克隆内原始干细胞及其子代细胞的生长、增殖和分化信号的差别。基于分析结果，将建立原始干细胞和分化细胞的基因表达图谱。待测的分子标志物见表 8-1。

表 8-1   待测分子标志物

分子标志物	标记细胞
Nanog	胚胎全能干细胞
Sox2	神经上皮干细胞、神经干细胞
Musashi-1	神经上皮干细胞、神经干细胞
Nestin	神经干细胞
Bmi-1	神经干细胞、肿瘤细胞（高表达）
GFAP	成体神经干细胞、星形胶质细胞
MAP2	神经元
NSE	神经元、神经内分泌细胞

续表

分子标志物	标记细胞
MBP	少突胶质细胞
Chat	胆碱能神经元（胆碱乙酰转移酶）
Th	多巴胺能神经元（酪氨酸羟化酶）
MyoD	成肌细胞
Pax3	胚胎成肌细胞
P21	非增殖细胞（CDKI）
Ki-67	增殖细胞（细胞增殖抗原）
Mdm2	肿瘤细胞（高表达）
Stat3	肿瘤细胞（高表达）
N-myc	肿瘤细胞（原癌基因）
—	—

注：Bmi-1，B cell-specific Moloney murine leukemia virus integration site 1（B 细胞特异性莫洛尼鼠白血病病毒整合区 1）；Mdm2, mouse double minute 2（小鼠双微体 2）；Stat3, signal transducer and activator of transcription 3（信号转录因子和转录激活因子 3）

在上述实验中，单细胞功能和基因表达分析将使用早期与后期 NEMP 克隆，分别含有 p–NEMP 和 s–NEMP。分析将重点区别克隆内原始干细胞和早期分化细胞。此外，通过比较这两类克隆中的原始干细胞，即 p–NEMP 和 s–NEMP 的功能和分子表达的类似性，将揭示原始干细胞的自我维持或自我更新能力。

（三）目标 3：离体实验验证 NEMP 的两种疾病始发机制

1. 合理性

前期的移植实验已揭示，NEMP 在体内具有胚胎期样组织细胞分化能力，可形成不同的变异组织，与数种疑难疾病相关联。当 NEMP 被种植到再生的骨骼肌之后，产生了以原始态肌纤维和胚胎期异位神经组织为主的克隆性嵌合体，也产生了由再生能力极度受损的、胎儿期样肌纤维组成的移植体[1, 4]。不同移植体分别再现了软组织横纹肌肉瘤或中枢神经系统胚胎性肿瘤，以及骨骼肌变性疾病 Duchenne 型肌营养不良的特征性组织病理学改变。上述结果表明，曾经被考虑为具有不同组织起源的肌肉与中枢神经系统肿瘤，能够起源于类似的胚胎期样原始干细胞。研究结果也首次指出，NEMP 可成为骨骼肌变性肌纤维形成的起因，为 Duchenne 型肌营养不良的病因提供了新的解释，并支持新的理论假设：胚胎期样神经肌肉干细胞的早期分化，形成异常神经元，有可能是神经元变性疾病的始发原因之一。

更多的研究证据同时提示，胚胎期样干细胞所致疾病组织的多样性，有可能反映了原始干细胞、早期分化细胞及细胞所处成体组织微环境的不同状况。目标 3 将以 NEMP 引发不同疾病组织为依据，通过设置体外实验，利用不同影响因子如致癌剂或生长因子等，分别验证 NEMP 在始发疾病组织多样性中的两种细胞机制假说：①原始 NEMP 而不是分化细胞的突变，是诱发恶性肿瘤的细胞起源；②激活的 NEMP 与其早期分化细胞的增殖，是形成骨骼肌与神经系统变性疾病组织的细胞来源之一。前期目标中制备的 NEMP 初级克隆和后期克隆，以及单细胞功能和分子检测技术将被使用于验证肿瘤始发机制，重点在证实原始 NEMP 不同于其分化细胞的肿瘤始发前体细胞特征。而初级克隆中 NEMP 及其早期分化细胞，则被使用于变性疾病细胞机制的研究，以探讨早期分化细胞增殖，形成一类潜在的神经、肌肉变性疾病前体细胞的可能性。

2. 技术方法

（1）离体单细胞验证机制 1：原始 NEMP 突变是恶性肿瘤的细胞起源

前期试验已发现，在某些非常规培养条件下，少量扩增时期的 NEMP 细胞可改变缓慢生长的特性，急剧增殖，短期内可形成大克隆，提示有肿瘤样细胞形成。结合 NEMP 细胞在移植后可生成胚胎期样肿瘤组织的能力，这一离体发现，可能反映了在增殖细胞中存在少量具有自我更新能力的原始细胞，在环境影响或刺激下可出现突变成为肿瘤始发细胞。为验证这一假说，将利用影响因子于离体诱发 NEMP 突变为癌症始发细胞。第一，在目标一中分离的 p-NEMP 初级和后期克隆将使用促癌剂或致癌剂处理，然后检查细胞中出现肿瘤相关克隆的可能性。基于对 NEMP 的前期研究结果做出的理论推测是，每个初级和后期克隆含有 1 个原始细胞（p-NEMP 或 s-NEMP），其余为分化细胞，经致癌剂处理后，原始干细胞而不是其分化细胞的突变，将产生癌症始发细胞，从而诱发少数肿瘤性克隆的形成。第二，对处理或处理中的细胞进行活细胞摄像追踪，将用来验证 NEMP 在肿瘤性克隆形成中的始发作用。第三，对肿瘤性克隆的鉴定将包括：①单细胞功能分析细胞的生长和增殖特性，结合单细胞水平检测克隆细胞的基因表达图谱，将用以揭示原始干细胞或潜在的癌症始发细胞的存在及其生物特征；②免疫组织化学和 RT-PCR 检测与肿瘤细胞相关的基因表达，将被用来证实具有突变细胞特征的肿瘤性克隆，并揭示其细胞属性；③对肿瘤性克隆细胞的核型分析；④对肿瘤性克隆细胞的原始类脑器官和成肌细胞亚克隆分析。

（2）离体验证机制 2：NEMP 及其早期分化细胞的增殖是骨骼肌与神经系统变性疾病组织的细胞来源

前期的研究已发现，在体外细胞培养状态下，扩增 p–NEMP 的早期神经元和成肌细胞极为困难。然而移植试验表明，在体内，早期分化细胞可在某些状况下大量扩增，并形成与骨骼肌变性疾病有关的胎儿期样异常肌纤维[1]。基于这些发现做出的理论推测是，移植有可能在部分情况下诱发组织损伤，并释放某些生长因子或细胞因子，从而有助于 NEMP 及其早期分化细胞的增殖，由此构成变性疾病组织的细胞来源。为验证这一推论，将利用影响因子在体外促进 p–NEMP 早期成神经细胞 / 成肌细胞的增殖，并鉴定增殖细胞的特异性分子标志物。首先，将筛选与组织损伤相关联的数种生长因子或细胞因子，检查这些影响因子在增殖和维持激活态的 NEMP 及其早期子代细胞中的作用。所选定的影响因子将被使用于细胞培养中，生长早期分化细胞。然后，使用免疫细胞化学与定量 RT–PCR 分析处理后的细胞，将揭示 p–NEMP、发育期成神经细胞和成肌细胞的存在，以及有可能出现的特异性 CNS 神经元（如胆碱能神经元和多巴胺能神经元等）。

（四）目标 4：在体实验验证 NEMP 的两种疾病始发机制

1. 合理性

目标 4 将通过移植实验进一步检测，由 NEMP 突变所致的肿瘤性克隆细胞，以及由 NEMP 及其早期分化细胞增殖所致的成神经细胞 / 成肌细胞，在体内始发不同疾病组织的可能性。

一方面，前期的研究已揭示，NEMP 增殖细胞在植入再生的小鼠腓肠肌后，可形成胚胎期样原始神经和肌组织，不仅再现了横纹肌肉瘤，也再现了 CNS 胚胎性肿瘤的特征性组织病理改变[4]。在本研究方案中，目标 3 中制备的 NEMP 突变细胞将被分别植入小鼠骨骼肌或脑组织，以此检测在骨骼肌出现横纹肌肉瘤，以及在大脑出现 CNS 胚胎性肿瘤组织的可能性。这项研究将验证 NEMP 突变细胞在体内的致瘤作用，同时将验证相同供体来源的突变细胞在受体的不同组织内始发不同的恶性肿瘤组织。

另一方面，前期研究已发现，当 NEMP 的增殖细胞被移植到 dystrophin 基因缺陷的 mdx 小鼠，将使具有再生能力的肌营养不良小鼠骨骼肌转变为再生极度受损的 DMD 患者样肌纤维。在本研究中，目标 3 发展的 NEMP 及其早期

分化的成神经细胞 / 成肌细胞，将被分别移植到骨骼肌和大脑组织，检测在骨骼肌中出现变性肌纤维，以及在大脑出现变性神经元的可能性。研究将验证 NEMP 及其早期分化细胞的增殖是形成 DMD 患者变性肌纤维的细胞机制假说；研究也将首次验证，胚胎期样干细胞的早期分化是形成变性神经元细胞机制的理论假设。对骨骼肌变性疾病组织的鉴定，将依据前期研究中的发现，集中于分析 DMD 患者样肌纤维的存在 [1, 2]；对大脑皮质变性神经元的鉴定，将集中于分析可能存在的 AD 患者样神经元，主要检测出现过度磷酸化的 tau 蛋白，或出现 β 淀粉样蛋白（Aβ）[16, 17]。两种蛋白分别为 AD 患者变性神经元出现神经元纤维缠结或老年斑的主要成分。

2. 技术方法

（1）移植验证 NEMP 突变细胞在始发骨骼肌与 CNS 恶性肿瘤中的作用

在前述的目标 3，技术方法（1）的体外实验中，NEMP 突变所致的肿瘤起始细胞与肿瘤性克隆将被植入严重免疫功能缺陷的小鼠（SCID）大脑半球，以及 *dystrophin* 基因缺陷的 mdx 小鼠腓肠肌。在植入后 6 周，将于大脑和腓肠肌分别取材，使用组织化学检测肌肉与脑组织，分析肿瘤的存在及验证其不同属性，如横纹肌肉瘤和 CNS 胚胎性肿瘤。使用免疫组织化学方法并利用在目标 3，技术方法（1）中鉴定的肿瘤始发细胞分子表型，检测可能定位于肿瘤组织内，以及邻近组织中的具有自我复制能力的少量原始干细胞或肿瘤始发细胞。

（2）移植验证 NEMP 及其早期分化细胞在始发 DMD 与 AD 变性组织中的作用

在前期目标 3，技术方法（2）中制备的 NEMP 及其早期分化的成神经细胞 / 成肌细胞，将被植入严重免疫功能缺陷的老龄小鼠大脑半球，以及 *dystrophin* 基因缺陷的成年小鼠腓肠肌。在植入后 6 周和 12 周，将于腓肠肌和大脑分别取材，使用组织化学和免疫组织化学，检测疾病特异性肌纤维或神经元的存在。在骨骼肌，主要检测 DMD 患者样肌纤维；在大脑，则主要检测 AD 患者样神经元。对 DMD 变性肌肉组织的分析将包括：出现大量排列紊乱的胎儿期样变性肌纤维、弥散性增加的细胞间质组织及缺乏功能性肌肉卫星细胞。在移植后期的变性肌组织中，有可能出现坏死肌纤维和脂肪组织增生。对 AD 变性脑组织的分析将包括：神经元数目下降、神经元的形态改变、出现老年斑和神经纤维缠结，或出现 β 淀粉样蛋白 42/43（Aβ42/43）和过度磷酸化的 tau 蛋白。基于检测目的为验证理论假设，即 AD 变性组织起源于原始胚胎期样干细胞及其早期分化细胞的增殖，研究亦将考虑目标 3，技术方法（2）中，有关特异性神经元的分析结果，检测变性组织中相应神经元的存在与分子表达，这将有可能揭示潜在的早期病变细胞性质和相关的分子特征。

三、研究目标关联图解

见图 8-1。

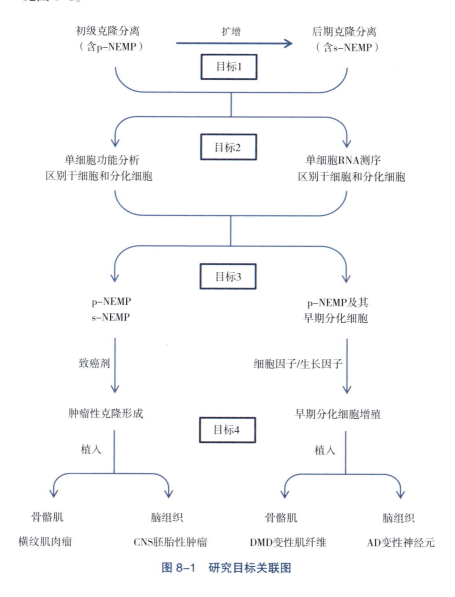

图 8-1　研究目标关联图

四、研究计划的特色与创新

前期的研究已经证实，由成体骨骼肌和骨髓可分离出两种生物功能截然不同的多能干细胞。新的研究计划则目标于肌肉分离的神经上皮成肌干细胞（NEMP）。这是一种新型的成体来源胚胎期样原始多能干细胞。已发现，在骨骼肌，NEMP 独特的胚胎期分化命运可与数种疑难疾病的发病机制相关联，包括恶性肿瘤横纹肌肉瘤和骨骼肌变性疾病 Duchenne 型肌营养不良。NEMP 产生肿瘤性神经外胚层组织的特性，为 CNS 恶性肿瘤的 NEMP 起源提供了重要的转化证据。这一细胞与骨骼肌变性疾病组织的联系，以及 NEMP 分化为早期脑神经核团的能力亦提示，胚胎期样干细胞可能与神经变性疾病阿尔茨海默病的发生相关联。新的研究方案将在单细胞水平分析 NEMP 克隆，从干细胞功能与分子表达特征上，证实并区别克隆内的原始干细胞与早期分化细胞。在此基础上分别验证胚胎期样干细胞始发不同疾病组织的两种作用机制：原始干细胞突变的致瘤机制，以及原始干细胞及其早期分化细胞增殖所致的组织细胞变性机制。一方面，研究将利用致癌剂诱发原始干细胞突变为肿瘤始发细胞，继而验证这些肿瘤始发细胞分别在骨骼肌产生横纹肌肉瘤和在脑组织产生 CNS 胚胎性肿瘤的可能性。另一方面，研究也将验证在特异性生长因子刺激下，原始干细胞及其早期分化细胞通过增殖，在肌肉和脑组织分别形成 DMD 样变性肌纤维和 AD 样变性神经元的可能性。结果应揭示，同一胚胎期样干细胞由于不同诱发因子的影响，细胞生长特性和分化能力改变，并在肌肉和大脑环境影响下，产生不同疾病组织。由此而证实，NEMP 作为肿瘤与非肿瘤性疾病始发细胞或前体细胞的生物学特征。新方案的最大特点是，目标在于证实一种共同的原始干细胞在恶性肿瘤、骨骼肌与神经元变性疾病致病机制中的始发作用，从而建立在不同疾病发生中 NEMP 起源的新机制。

五、预期成果

在理论上，通过确立 NEMP 诱发疾病组织多样性的两种细胞途径，从而建立胚胎期样干细胞始发恶性肿瘤和组织变性疾病的新机制：原始 NEMP 突变的致瘤机制，以及原始 NEMP 与其早期分化细胞增殖的组织细胞变性机制。研究亦将揭示，NEMP 在胚胎期特异性神经元谱系分化中的作用，以及这一分化与 AD 变性神经元之间的可能联系。

在技术上，①建立 NEMP 和 NEMP 突变细胞的单细胞基因表达图谱，这将有可能发展可鉴定原始胚胎期样干细胞及其突变细胞的特异性分子标志物；②建立可稳定地提供胚胎期样干细胞的 NEMP 细胞系，这一原始干细胞将具备分化为胚胎期神经类器官的潜力；③建立可扩增 NEMP 及其早期神经元与肌细胞的培养体系，此类细胞被考虑为可诱发骨骼肌与神经元变性疾病组织；④建立 NEMP 始发肿瘤与变性疾病组织的动物模型。

参考文献

[1] Qu-Petersen Z, Andersen J L, Zhou S. Distinct embryonic and adult fates of multipotent myogenic progenitors isolated from skeletal muscle and bone marrow[J]. Cell Biol, 2015, 3: 58-73.

[2] Qu-Petersen Z. Embryonic and adult fates of multipotent progenitors in adult origin[M]. (LAP LAMBERT Academic Publishing, Saarbrucken), 2016: 55-79

[3] Hendrix M J, Seftor E A, Seftor R E, et al. Reprogramming metastatic tumour cells with embryonic microenvironments[J]. Nat Rev Cancer, 2007, 7: 246-255.

[4] Qu-Petersen Z. Forming embryonic-like nervous tissues and organs by muscle-derived neuroepithelial myogenic progenitors[J]. Am J Psychiatry Neurosci, 2016, 4: 79- 86.

[5] Phillips J, Tihan T, Fuller G. Practical molecular pathology and histopathology of embryonal tumors[J]. Surg Pathol, 2015, 8: 73-88.

[6] Louis D N, Perry A, Reifenberger G, et al. The 2016 World Health Organization classification of tumours of the central nervous system: a summary[J]. Acta Neuropathol, 2016, 131: 803-820.

[7] Bhattacharjee M, Hicks J, Langford L, et al. Central nervous system atypical teratoid/rhabdoid tumors of infancy and childhood[J]. Ultrastruct Pathol, 1997, 21: 369-378.

[8] Weiss S W, Goldblum J R. Enzinger and Weiss's soft tissue tumors[M]. (Mosby, London), 2001.

[9] Hoffman E P, Brown R H, Kunkel L M. Dystrophin: the protein product of the Duchenne muscular dystrophy locus[J]. Cell, 1987, 51: 919-928.

[10] Bear M F, Connors B W, Paradiso M A. Neuroscience: exploring the brain[M]. (Lippincott Williams & Wilkins, Philadelphia), 2001.

[11] Boldrin L, Zammit P S, Morgan J E. Satellite cells from dystrophic muscle retain regenerative capacity[J]. Stem Cell Res, 2014, 14: 20-29.

[12] Dubowitz V. Muscle biopsy: A practical approach[M]. (Bailliere Tindall, London),1985: 294.

[13] Blau H M, Webster C, Pavlath G K. Defective myoblasts identified in Duchenne muscular dystrophy[J]. Proc Natl Acad Sci USA, 1983, 80: 4856-4860.

[14] Moignard V, Macaulay I C, Swiers G, et al. Characterization of transcriptional network

in blood stem and progenitor cells using high-throughput single-cell gene expression analysis[J]. Nat Cell Biol, 2013, 15: 363-372.

[15] Lu R, Neff N F, Quake S R, et al. Tracking single hematopoietic stem cells in vivo using high-throughput sequencing in conjunction with viral genetic barcoding[J]. Nat Biotechnol, 2011, 29: 928-933.

[16] Johnson S C, Koscik R L, Jonaitis E M, et al. The Wisconsin registry for Alzheimer's prevention: a review of findings and current directions[J]. Alzheimer's & Dementia: Diagnosis, Assessment & Disease Monitoring, 2018, 10: 130-142.

[17] Rossor M N. Molecular pathology of Alzheimer's disease[J]. J Neurol Neurosurg Psychiatry, 1993, 56: 583-586.

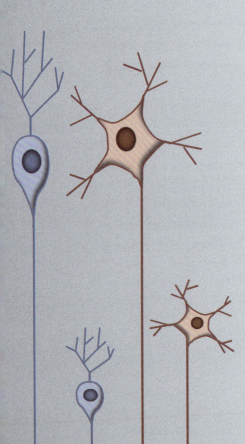

第二部分

生成类基底神经节亚克隆

缩略词

3N	oculomotor nucleus/nucleus of oculomotor nerve	LRN	lateral reticular nucleus
4N	trochlear nucleus	MGE	medial ganglionic eminence
5N	motor trigeminal nucleus	NEMP	neuroepithelial myogenic stem/progenitor cell
6N	abducens nucleus	PBN	parabrachial nucleus
7N	facial nucleus	PBP	parabrachial pigmented nucleus
10N	vagus nerve nucleus/dorsal motor nucleus of vagus	PIF	parainterfacicular nucleus
12N	hypoglossal nucleus	PN	paranigral nucleus
A1/C1	noradrenergic cells/adrenergic cells	POA	preoptic area
AD	Alzheimer's disease	PTg	pedunculotegmental nucleus
Bö	Bötzinger complex/medullary expiratory center	PrBö	pre-Bötzinger complex/medullary expiratory center
ESC	embryonic stem cell	RRF	retrorubral field
GABA	γ-aminobutyric acid	SNC	substantia nigra/compact part
GFAP	glial fibrillary acidic protein	SNR	substantia nigra/reticular part
HD	Huntington's disease	VTA	ventral tegmental area
LGE	lateral ganglionic eminence	VTAR	ventral tegmental area/rostral

第 9 章 介 绍

　　神经上皮成肌干细胞（NEMP）是在成体组织中发现的一种胚胎遗留干细胞。使用克隆分离法，单一细胞能够从野生型小鼠的骨骼肌组织分离，在通常被使用于成肌细胞生长的体外培养条件下，这一细胞具有向胚胎神经和肌肉细胞自发性分化的潜能[1]。NEMP 的这种胚胎神经分化主要表现为产生多种形态并各具细胞成分和组织构型的原始类脑器官亚克隆，是 NEMP 作为胚胎遗留干细胞最典型的分化特征[2]。

　　类器官通常指干细胞在体外衍生的微型器官，在三维组织结构中，模拟了体内对应物的细胞结构[3]。目前在大多数文献中，有关类器官的研究使用的是人类和小鼠来源的胚胎干细胞（embryonic stem cell, ESC）。胚胎干细胞分离于胚胎期第 4.5 ~ 5 天的胚泡内细胞团，属于全能干细胞。这些研究发现，使用三维细胞培养体系，胚胎干细胞或全能干细胞在神经外胚层培养体系中能够增殖、分化，形成细胞球，或者具有发育中的脑结构，或者生成区域性特定神经元类型。这些细胞球通常被称为类脑器官，许多模型产生大脑皮质组织，其他也包括海马、中脑、丘脑和小脑等[3, 4]。

　　不同于胚胎全能干细胞在三维培养体系中形成的类脑器官，NEMP 来源的原始类脑器官或神经核是在二维体系中形成，仅使用常规细胞培养基，所有类脑器官均以亚克隆方式出现，即这些脑器官亚克隆起始于不同的单一祖细胞，而这些祖细胞又起始于一共同的原始干细胞（NEMP）。NEMP 分化而形成的亚克隆有相应脑器官或脑部结构的早期形态、组织结构和空间分布特点，包括原始脑、小脑、脑神经运动核、网状结构、纹状体、红核和黑质类器官 / 类神经核等。在这些原始脑和神经核样亚克隆中，纹状体、黑质和红核均属于基底神经节及其相关神经核的重要组分，在发生学上较为古老；网状结构亦为一古老结构，提示 NEMP 的胚胎期样或更为原始的神经干 / 祖细胞生物学特征。

　　为了认识 NEMP 形成这些类脑器官和类神经核的独特性，首先将简要回顾有关中枢神经系统原基神经管的组成与相关神经核的分化。在所有哺乳类，中枢神经系统始源于胚胎期神经管。神经管是一中空的柱状结构，管壁由神经上皮细胞 / 神经元前体细胞组成。早期神经管包括三个部分：前脑、中脑和后脑。前脑进一步分化为头侧的两个端脑和尾侧的间脑，后脑分化为头侧的小脑、脑桥和尾侧的延髓。在端脑背侧，神经上皮细胞分化为大脑皮质，腹部细胞则形成大神经核团基底神经节（纹状体和苍白球）[5]。与基底神经节相关联的数个重要神经核团位于中脑，包括红核、黑质、中脑网状结构等。胚胎中脑底板和基板细胞很可能参与黑质的形成，基板细胞也形成中脑网状结构[6]。脑神经运动核分布于中脑和后脑，均为中枢神经系统发育早期出现的主要结构。后脑内还分布有大量神经核团，如延髓网状结构 / 网状核、听觉和平衡觉神经核及与呼吸和心血管活动相关的神经元群等。已发现，胚胎期纵向后脑背外侧边缘，被定义为菱形唇的结构是许多后脑神经元的来源[7]。

基底神经节或基底核（basal ganglia/basal nucleus）是位于大脑深部的灰质核团。虽然并无标准定义，但一般认为基底神经节主要包括纹状体、苍白球和杏仁体[8]。由于功能上的联系，基底神经节通常也包括其他前脑和中脑相关结构，如丘脑底核、黑质和红核。在种系发生上，这些神经核属于比较古老的部分，是低等脊椎动物如鱼、两栖、爬行和鸟类的运动中枢。在人类和哺乳类，由于大脑皮质的发育和皮质运动中枢的形成，基底神经节及相关神经核成为控制运动的皮质下中枢，主要参与维持和调节肌肉张力，以及协调随意运动[8]。研究也发现，基底神经节在整合运动、认知和情绪方面的信息中发挥关键作用[9]。基底神经节除了各神经核之间有纤维联系，与大脑皮质、丘脑、小脑和脊髓都有广泛联系。目前，虽然对基底神经节的了解在不断深化，但有关神经核群的细胞组成，神经核之间相互联系的解剖基础和生理含义尚未完全明了。在人类，与基底神经节损伤相关的病变包括亨廷顿病、帕金森病和阿尔茨海默痴呆症等，使这一领域一直成为临床和基础研究人员关注的焦点，也是最具竞争性的生命科学研究领域之一。

NEMP 从单一干细胞分化为多种原始类脑器官亚克隆的能力表明，这一多能干细胞并不对应于哺乳类经典发育模型中的干 / 祖细胞类型。虽然目前尚无有关这一干细胞胚胎起源的相关资料，也不清楚这种克隆分化方式在人类和哺乳类的胚胎发育过程中的作用，但能够肯定的是，这是一种原始神经系统分化方式的重演，也是某些较古老神经核团如基底神经节及相关神经核得以形成的重要细胞基础。

第二部分，介绍了原始干细胞通过克隆分化形成基底神经节及相关神经核的鉴定工作。亚克隆的分离和分化程序同前文所述（见第 3 章第三节），即从 NEMP 增殖细胞中发展原始干细胞后期克隆，经短期扩增后，分析子代细胞在二维平面培养系统中形成的亚克隆。对亚克隆类神经核生物特性的鉴定包括克隆的细胞组成，空间分布和组织构型，以及各亚克隆可能对应的小鼠成年期或胚胎期的脑部神经核。研究发现，其中 4 个亚克隆的地形分布和细胞结构特点分别对应于端脑的纹状体、中脑的黑质 / 被盖腹侧区、中脑的红核及后脑的网状结构。研究结果是对 NEMP 胚胎遗留干细胞生物特性的有力支持，也是首次揭示不同神经核前体细胞的存在。这些发现将深化有关基底神经节及相关神经核的基本认识，也将有助于探讨在异常状况下基底神经核的细胞和组织改变。

参考文献

[1] Qu-Petersen Z, Anderson J L, Zhou S. Distinct embryonic and adult fates of multipotent myogenic progenitors isolated from skeletal muscle and bone marrow[J]. Cell Biol, 2015, 3: 58-73.

[2] Qu-Petersen Z. Forming embryonic-like nervous tissues and organs by muscle-derived neuroepithelial myogenic progenitors[J]. Am J Psychiatry Neurosci, 2016, 4: 79-86.

[3] Guy B, Zhang J S, Duncan L H, et al. Human neural organoids: Models for developmental neurobiology and disease[J]. Dev Biol, 2021, 478: 102-121.

[4] Brown J, Quadrato G, Arlotta P. Studying the brain in a dish: 3D cell culture models of human brain development and disease[J]. Curr Top Dev Biol, 2018, 129: 99-122.

[5] Garcia M T, Harwell C. Radial Glia in the ventral telencephalon[J]. FEBS Lett, 2017, 591: 3942-3959.

[6] Puelles E, Martinez-de-la-Torre M, Watson C, et al. Midbrain[M]. In Watson C, Paxinos G, Puelles L (Eds.). The mouse nervous system. 1st edn. (Elsevier Academic Press, San Diego), 2012: 337-359.

[7] Hirsch D, Kohl A, Wang Y, et al. Axonal projection patterns of the dorsal interneuron populations in the embryonic hindbrain[J]. Front Neuroanat, 2021, 15: 793161.

[8] 吴江，贾建平 . 神经病学 [M]. 3 版 . 北京：人民卫生出版社 , 2015.

[9] Haber S N. The place of dopamine in the cortico-basal ganglia circuit[J]. Neuroscience, 2014, 282: 248-257.

第 10 章 类纹状体亚克隆

摘要

纹状体是位于端脑腹侧的大神经核团,包括尾状核、壳核和苍白球。与纹状体相邻的神经核有 Meynert 基底核和杏仁体等。这些神经核均为基底神经节的组成部分,参与运动控制、认知行为和情绪活动,其结构和功能改变将导致运动和神经精神障碍。在所分析的亚克隆中,克隆 -9 被鉴定为类原始纹状体。克隆外形似腰果状,大小~ 1.5mm×3.3mm,细胞分布密度中等。克隆内细胞成分复杂,细胞排列及组成方式多样,但有明显的区域性特征。基于亚克隆 -9 的细胞组成、空间分布和组织构型,鉴定了 5 个细胞结构区,它们分别对应于小鼠前脑的尾 - 壳核、苍白球、伏隔核、无名质 / 基底核和杏仁体结构区。结果明确指出 NEMP 来源的原始纹状体前体细胞的存在,能以克隆分化方式形成早期基底神经节的主要神经核团。

第一节 纹状体

纹状体(striatum)是一组相互联结的皮质下神经核团,为基底神经节的主要组成部分,在运动控制、认知行为和情绪活动中具有重要作用[1]。在人脑,纹状体指尾状核(caudate nucleus)、壳核(putamen)和苍白球(globus pallidus)[4](图 10-1)。尾状核头部大,尾部弯曲,伴随侧脑室全长。壳核和苍白球合称豆状核,外侧色深为壳核,内侧色浅为苍白球。与纹状体相邻的神经核有伏隔核(nucleus accumbens)、无名质 /Meynert 基底核(substantial innominata/basal nucleus of Meynert)和杏仁体(amygdala)等。伏隔核位于尾状核和壳核的前下方(图 10-1A);Meynert 基底核位于豆状核的腹侧(图

10-1B）；杏仁体位于颞叶海马回沟深处，壳核和苍白球的腹侧（图 10-1C）。尾状核和壳核组织结构相同，发生学上较新，故合称为新纹状体；苍白球发生较早，亦称为旧纹状体；杏仁体发生最古老，称古纹状体[4, 15]。

与人脑相比，小鼠纹状体是端脑内的一个大神经核团，位于侧脑室两侧。在人脑，纹状体被生长中的内囊分隔为内侧的尾状核和外侧的壳核；而在小鼠，纹状体（尾状核和壳核）未被内囊分隔，为一整体结构，称为尾-壳核（caudate-putamen）或纹状体[5]。在鼠脑的冠状切面上，纹状体头端的腹侧为伏隔核，在组织学上两者无明显界限，伏隔核在其全长中与前联合相随（图 10-1D）。苍白球位于纹状体内侧，为一球形结构（图 10-1E）。在纹状体和苍白球腹侧，则分布有无名质/基底核（图 10-1E）。在小鼠，杏仁体位于前脑尾端腹侧，是一个多神经核组成的复合体（图 10-1F）。杏仁体主要包括外侧核、基底外侧核、基底内侧核、中央核、内侧核和皮质核[5]。

纹状体的组织结构不同于端脑内其他区域，没有大脑皮质样的层状结构，但内部主要有两种区域：浅色的背景区（基质）和深色的斑块状小区（纹状小体），从而使纹状体表现出条纹状外形[5]。纹状体内约 95% 的细胞为 GABA 能投射神经元，其余为胆碱能中间神经元和数种 GABA 能中间神经元[1]。投射神经元胞体小或中等（10～20μm），有 3～5 个主树突；胆碱能中间神经元胞体较大（20～35μm），圆形、椭圆或细长形[1]。在纹状体内，细胞聚集成簇，投射神经元和中间神经元大量交错分布。苍白球内有两种多极神经元：一种体积较大（25～28μm），星状核周质；另一种中等大小（19～27μm），胞体梭形[7]。苍白球内也含有亚组分胆碱能神经元[5]。

伏隔核在组织学上分为核部（core）和壳部（shell）。核部结构与纹状体相似，壳部与邻近的尾-壳核、无名质区难以区分[5, 8]。Meynert 基底核是分布于无名质区内的大型、深色多极神经元，属于基底前脑胆碱能投射系统[9, 10]。这些神经元胞体呈多边形或三角形，聚集或非聚集性分布，在区内并不形成边界清晰的神经核团。杏仁体由多个神经核组成，每个神经核的细胞结构具有异质性，也有其区域特征[6]。中央内侧核群的细胞组成类似于纹状体，大部分为中等大小神经元，胞体呈卵圆形或梭形，3～5 个主树突[8]。基底外侧核群由中等和大神经元组成，胞体圆形或伸长形[6]。中央核投射至脑干，内侧核与终纹密切联系，基底外侧核则与较高级皮质区有广泛联系，包括海马[16]。

在哺乳动物胚胎发育过程中，端脑的神经节隆起是纹状体细胞的主要来源。在小鼠胚胎期第 9～11 天，端脑背侧区域分化为皮质，腹部区域神经上

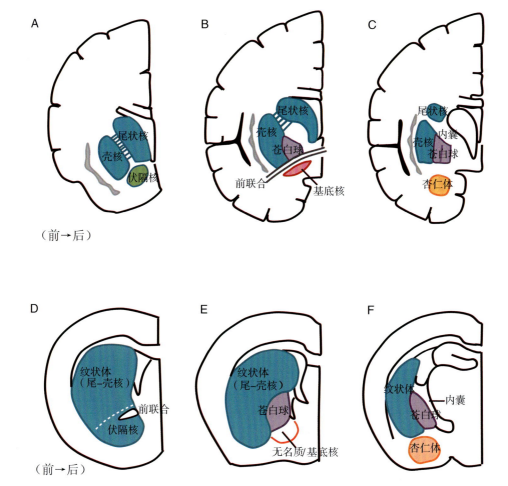

图 10-1 纹状体及相关神经核分布示意图

（A～C）人脑系列冠状切面示意图（由前向后），主要显示纹状体及相邻神经核。在前图（A），尾状核位于侧脑室外侧，壳核内侧，壳核与尾状核的下方则有伏隔核。在中图（B），苍白球位于壳核内侧，在苍白球腹侧，有 Meynert 基底核。在后图（C），尾状核和壳核被内囊分隔；杏仁体位于颞叶海马回沟深处，壳核和苍白球腹侧。（D～F）鼠脑系列冠状切面示意图（由前向后），与人脑相比，小鼠纹状体（尾-壳核）是一个完整结构，其他核团分布与人脑类似。在前图（D），伏隔核位于纹状体腹侧；在中图（E），苍白球位于纹状体内侧，腹侧有无名质/基底核；在后图（F），纹状体和苍白球腹侧有杏仁体。注意：在人脑和鼠脑，伏隔核、基底核（Meynert）、杏仁体均分布于纹状体或尾-壳核的腹侧，呈现为前、中、后方向分布

皮增殖膨大，突入侧脑室形成两个隆起：外侧神经节隆起（lateral ganglionic eminence，LGE）和内侧神经节隆起（medial ganglionic eminence，MGE）[11]。纹状体和伏隔核主要源于 LGE，苍白球主要源于 MGE[1]。MGE 也产生纹状体

大多数中间神经元。胚胎期视前区（preoptic area，POA）则被认为是纹状体、苍白球大量胆碱能神经元的来源[8]。研究发现，纹状体投射神经元和胆碱能中间神经元均始发于神经分化的早期阶段（峰值～ E10.5），GABA 能中间神经元的始发时间和峰值时间均迟于胆碱能神经元[1]。无名质 / 基底核的胆碱能细胞（Ch4 神经元）生成亦早，在大鼠峰值为胚胎期第 13 天（E13），在小鼠约早 1 天[2, 8]。至小鼠胚胎后期（～ E16.5），纹状体、伏隔核、苍白球、杏仁体等在端脑的外形和空间分布已接近出生后或成年期。

作为基底神经节的核心成分，纹状体与脑内多种结构有纤维联系，是控制运动行为的皮质下中枢，在运动、认知和情绪信息的整合中发挥关键作用。Meynert 基底核的大神经元发出纤维投射到皮质和杏仁体，参与认知、记忆和注意等行为。杏仁体的每个神经核与脑内其他区域形成特有联系，其功能包括注意、记忆到对感觉刺激情绪反应的生成。纹状体和基底前脑胆碱能神经元变性常出现运动障碍和神经精神功能紊乱。在亨廷顿病（HD），纹状体选择性变性、尾状核消失，出现运动活动增强，伴随情绪和认知问题[5, 14]。在阿尔茨海默病（AD），杏仁体、基底前脑胆碱能系统受损，则出现严重的痴呆症。

第二节　亚克隆 -9

在被分析的亚克隆中，克隆 -9 的形态、细胞类型和组织结构都极为独特。亚克隆主体细胞分布成腰果状外形，横径约为 1.5mm，长径达 3.3mm。克隆内细胞密度为中等，但分布面积广，是一个大克隆。在克隆外围，主要有 3 处向不同方向分布的稀疏细胞群，一处在克隆的左下方，两处在克隆的右侧（图 10-2A）。

组成亚克隆 -9 的细胞形态多样，大小差别很大。局部区域常含有多种细胞，而相同形态细胞则可弥散分布至克隆各处。从总体上看，亚克隆 -9 的细胞组成有两个特点：在克隆上半部分区域内，含有较多中小体积圆形或椭圆形细胞，胞体有数个小突起；在克隆下部区域内，则有较多的大细胞，胞体呈梭形、三角形或多边形，胞体有向外伸出的突起。

克隆内细胞组成线型、直角型或环状排列，大多聚集成簇，从而形成具有构型特征的细胞微聚集区，在聚集区之间散布有低细胞密度区。虽然克隆内各处细胞类型多样，细胞排列及组成方式亦多样，但细胞结构有明显的区域性特征。基于细胞类型、空间排列和组织构型的差别，我将亚克隆主体细胞（不包括左、右侧 3 处的稀疏细胞带）分为 6 个细胞结构亚区（图 10-2B），其中 2 个位于克隆上部，4 个位于克隆下部。在克隆上部的 2 个区域为中小细胞大环区（区域①）和大细胞小环区（区域②）。在克隆下部的 4 个区域分别为：中小细胞小环区（区域③）、大细胞带状区（区域④）、多环区（区域⑤）和横向带状区（区域⑥）。

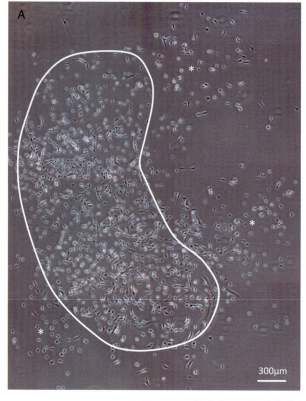

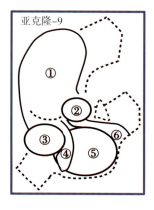

① 中小细胞大环区
② 大细胞小环区
③ 中小细胞小环区
④ 大细胞带状区
⑤ 多环区
⑥ 横向带状区

图 10-2　亚克隆 -9 及其结构分区

A. 亚克隆 -9 的相差显微镜全图。在二维平面培养系统中，克隆 -9 的主体细胞分布似腰果形（白色线），细胞分布密度中等，左、右两侧分别有一条和两条稀疏细胞带（＊）。B. 亚克隆 -9 的分区示意图。克隆主体细胞（不包括 3 条稀疏细胞带）组成 6 个细胞结构亚区（①～⑥）：区域①为克隆上部的垂直向大椭圆形区域，区内以中、小体积细胞为主；区域②为位于 1 区右下方的环状小区，区内有较多的大细胞；区域③为位于 1 区左下方的双重环小区，区内中部有较多中、小体积圆形细胞；区域④为位于克隆下方中部的一个垂直向带状区，区内有较多梭形或长三角形大细胞；区域⑤为克隆下部、靠右侧的水平向大椭圆区，区内细胞组成数个小环或半环结构；区域⑥位于 2 区与 5 区之间，是一水平向的条带状结构各区细胞结构分述如下。

区域①，中小细胞大环区，是亚克隆 -9 中最大的亚区，位于克隆上部，外形似豆状（图 10-3A，B）。区内细胞形态多样，这些细胞大多聚集成簇，成直角型或线型排列，组成大小不一的条块状聚集区。在聚集区之间，散布有低细胞密度区。这种微型结构区分布于整个区域①内，在外形上类似于纹状小体（图 10-3C，D）。与其他区域相比，1 区内有较多中、小体积的圆形或椭圆形细胞，胞体周围有数个小突起，形态上则类似于纹状体的早期投射神经元（图 10-3E）。

区域②，大细胞小环区，位于区域①的右下方，是一横向椭圆形小区（图 10-4A）。2 区内细胞多样，包括区域的外围，亦由多种细胞组成（图 10-4B，D，E）。与区域①相比，此区含有较多的大细胞，在 2 区内形成倒置的 S 型分布，并延伸至下方的 6 区（图 10-4C）。大细胞胞体呈梭形、锥形或多边形，常有扁平延伸的突起，大小可超过 50μm（图 10-4E）。从形态上推定，这些大细胞可能为分化早期的胆碱能神经元。

区域③，中小细胞小环区，位于克隆下部的左侧，区域①的下方，是一横向椭圆形区域，大小约为 1 区的 1/4（图 10-5A）。3 区细胞组成内、外两重环，内环主要为中、小体积的圆形和椭圆形细胞，呈弥散分布，以中心部居多。外环内则有少量深色的大梭形细胞，主要分布于外围区和靠近区域④的边缘处（图 10-5B，C）。区域③的细胞结构类似于伏隔核的壳、核两部。

区域④，大细胞带状区，位于 3 区和 5 区之间，是一个垂直向的条带区（图 10-6A）。这一区域的特征是，区内有较多成簇或弥散分布的大细胞。大细胞与周围细胞形成密集的细胞簇，在 4 区上部约 1/3 处，大细胞连接成一横向的扭曲带，分别延伸至两侧的 3 区和 5 区（图 10-6B）。这种大细胞胞体为梭形、长三角形或多边形，胞核圆或椭圆，胞体有向外延伸的数个突起（图 10-6C）。大细胞也在不同程度上散布于亚克隆 -9 下部其他区域，以及上部的区域②。形态上，这种细胞类似于基底前脑的胆碱能投射神经元。

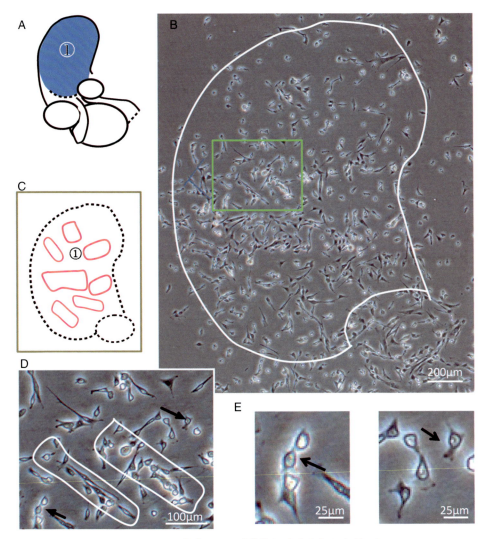

图 10-3　亚克隆-9 区域①的细胞分布与组织构型

A. 区域①在克隆-9 的分布图。B. 区域①的显微镜照片，白色线示外围。区内细胞多形，有较多中、小体积椭圆形细胞。细胞排列成线状或直角型，组成大小不一的条块状区域。C. 1 区细胞结构示意图，红色线示块状细胞聚集区。D. 图 B 中绿色方框区的放大照片，显示代表性条块状细胞结构（白色线）。箭头示中、小椭圆形细胞。E. 椭圆形细胞的放大照片，胞体有数个小突起

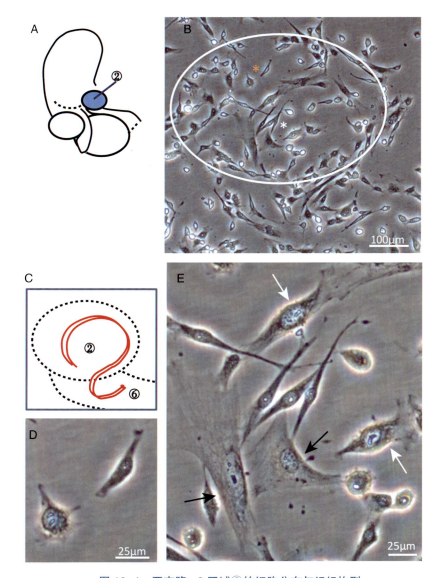

图 10-4　亚克隆 -9 区域②的细胞分布与组织构型

A. 区域②在克隆 -9 的分布图。B. 区域②的显微镜照片，白色线示 2 区外围。星号示大细胞聚集区（白）和中等星状细胞分布区（黄）。大细胞形成一个倒置的 S 形分布，并延伸至下方的 6 区。C. 2 区细胞结构示意图。红色线示大细胞分布带。D，E. 图 B 中星号所示区的细胞放大图，显示中等大小的星状和梭形细胞（D），梭形或锥形大细胞（白箭头），以及多边形、带扁平突起的大细胞（黑箭头）（E）

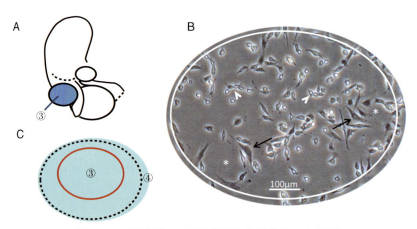

图 10-5　亚克隆 -9 区域③的细胞分布与组织构型

A. 区域③在克隆 -9 的分布图。3 区位于克隆下部左侧，上方为区域①，右侧紧邻区域④。B. 3 区的显微镜照片，白色线示外围。区内中部有较多中、小体积圆形和椭圆形细胞（白箭头），外围则有较多大细胞，长三角形或多边形（黑箭头），主要分布于左下方，以及右侧与 4 区相邻处（星号）。C. 图 B 的细胞结构示意图，内圈红线示中、小细胞分布区，外圈蓝虚线示大细胞分布区

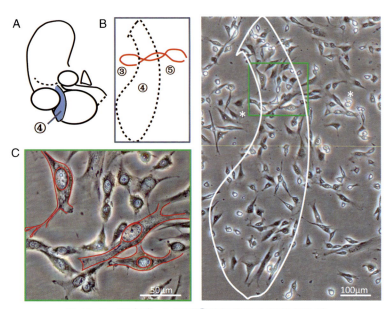

图 10-6　亚克隆 -9 区域④的细胞分布与组织构型

A. 区域④在克隆 -9 内的分布图。4 区为克隆下方中部的一个狭长地带，居于 3 区和 5 区之间。B. 右侧大图为 4 区的显微镜照片。这是一垂直向大细胞条带区（白色线），大细胞在区内形成较密集的细胞簇，或组成横向扭曲带（星号），延伸至两侧的 3 区和 5 区。左侧小图为 4 区的细胞结构示意图，红色线示大细胞扭曲带。C. 图 B 中绿色方框区的高倍镜照片，区内分布多种形态细胞，包括 3 个大细胞（红线）

区域⑤，多环区，位于亚克隆 -9 的右下方，是克隆下部最大的亚区 (图 10-7A)。5 区内有较多的大细胞，细胞形态极其多样。区内细胞主要组成 5 个可识别的近环状，或半环状微结构，在各微型结构内，细胞成分及组织构型亦有其区域特征（图 10-7B、C）。

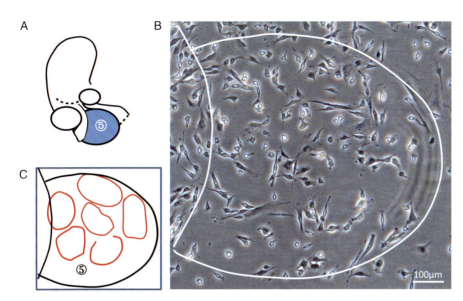

图 10-7　亚克隆 -9 区域⑤的细胞分布与组织构型

A. 区域⑤在克隆 -9 的分布图。5 区位于克隆下方，偏右侧。5 区左侧以大细胞 4 区边缘为界，上方则靠近区域②。B. 5 区的显微镜照片，白色线示外围。区内细胞多样，大小不一，细胞由中部向周围形成数个近环状或半环状结构。C. 5 区的细胞结构示意图。黑色线示分区，红色线示区内的多环微结构

区域⑥，横向带状区，是克隆下部右上方的一个水平向带状结构，位于 2 区与 5 区之间（图 10-2A，B）。与其他区域相比，6 区边缘较为清晰，由不同形态细胞呈链状排列形成。

第三节　类纹状体的鉴定

最初的克隆鉴定工作已发现，在所有分析的亚克隆中，克隆 -9 的细胞组成最具异质性。克隆较大，有独特的腰果样外形，细胞分布密度中等，克隆内细胞组成微型的片、块状聚集区。这些结构特点，均与小鼠纹状体或尾 -

壳核类似，由此做出初步预测，克隆 –9 可能为一纹状体样亚克隆。进一步的
分析发现，克隆 –9 不仅含有纹状体或尾 – 壳核样结构区，可能也含有其他相
邻近的神经核结构区。为了确定克隆 –9 与纹状体及相关神经核的联系，我重
点分析了亚克隆内几个主要结构区与小鼠脑内的纹状体及相邻神经核的对应
关系，包括各结构区与对应神经核的形态、空间分布，主要细胞成分和组织
构型的比较。

在胚胎细胞分化过程中，通过时空样式的建立，使不同结构得以高度有
序发展。在动物中，这种胚胎细胞分化的主轴是从头部到尾部的前后轴，有
些还有背腹轴。由于 NEMP 形成的原始类脑器官和类神经核是始于单一前体
细胞，并在二维平面的细胞培养系统中生成，其分化过程应在很大程度上遵
循这种胚胎前后轴或背腹轴的时空样式。此外，NEMP 由单一原始祖细胞分
化为类器官亚克隆历时 7 天。在小鼠，外侧和内侧神经节隆起始源于胚胎期
第 9.5 天，至胚胎期第 16.5 天，小鼠脑发育图谱显示，纹状体、苍白球、伏
隔核和杏仁体等结构均已具有出生后期的形态和空间分布特点[8]。因此，在
分析克隆 –9 内结构区的空间定位与纹状体和相关核团在脑内的对应关系时，
我主要参照了经典成年小鼠脑图谱[3]，并包括部分发育期图谱。这一小鼠脑
图谱也被用于在后续对其他亚克隆的鉴定中。

图 10-8A、B 为小鼠纹状体的两个矢状面图，A 图在 B 图的内侧。在矢
状切面图上，纹状体是皮质下的一个大神经核团，外形似内凹的半环体。在
内侧矢状面上（图 10-8A），纹状体腹侧为伏隔核，在伏隔核内有前联合穿
过。在外侧矢状面上（图 10-8B），苍白球出现在纹状体的中、后侧，而在
苍白球的腹侧，则有散在分布的大多极细胞（Meynert 基底核），这些大细
胞属于基底前脑胆碱能投射神经元。在这一矢状面上，杏仁体则位于纹状体
和苍白球的腹后侧，主要显示内侧核（图 10-8B）。结合图 10-8A 和图 10-
8B，位于纹状体腹侧的伏隔核、Meynert 基底核和杏仁体在前后轴上呈现了
前、中、后分布。这一空间分布亦表现在纹状体系列冠状切面图中（图 10-1D，
E，F）。

将亚克隆 –9 的左、右两侧设置为前、后向，克隆内各部分亚区分布（图
10-8C）则与上述小鼠脑矢状图中纹状体及相应神经核地形特征之间，显示了
很好的对应（图 10-8A，B）。

克隆上部的区域①是一个呈垂直向，略为内凹的大椭圆区，占据克隆上
部约 1/2（图 10-8C）。其外形与空间分布对应于小鼠纹状体或尾 – 壳核（图

10-8A，B）。1 区内的中、小圆细胞或椭圆形带突起细胞（图 10-3E），以及细胞组成的片块状微型结构（图 10-3C，D），亦与纹状体的投射神经元和纹状小体相对应。亚克隆 -9 区域①与纹状体外形、空间分布和细胞结构方面的一致性，均支持这一区域为亚克隆内的纹状体样结构区。

区域②位于 1 区右下方或后内侧，是一小型环状区（图 10-8C）。这一区域的形态和空间分布与纹状体内侧的苍白球很好对应（图 10-8B）。2 区内含有较多中等体积的星状和梭形细胞，以及大多边形和长三角形细胞（图 10-4D，E），这些细胞组成亦与苍白球的细胞组成相吻合。值得注意的是，在哺乳类动物，苍白球分为内、外两部分，而所有非哺乳四足动物，苍白球均未出现两部分神经元分化[18]。区域②的细胞结构很可能与后者相对应。

区域③、④、⑤均位于 1 区的下方，在亚克隆内呈前、中、后方向分布（图 10-8C）。其中，3 区的位置与小鼠纹状体腹侧前方的伏隔核相对应（图 10-8A）。3 区的中部和下方区域有较多的中、小体积圆细胞；外围区则有弥散分布的大细胞（图 10-5B，C）。这两部分的细胞组成和分布亦与伏隔核的核部和壳部细胞结构分别对应。有报道，伏隔核内分布有胆碱能神经元，而其核部主要为中、小细胞[8, 17]。

区域④为大细胞形成的带状区，上端与 1 区、2 区相邻，左、右两侧紧邻 3 区和 5 区（图 10-8C）。4 区在亚克隆的位置与纹状体腹侧、伏隔核后方的无名质 / 基底核（Meynert）相吻合（图 10-8B）。4 区内结构以聚集分布的大多边形、长三角形细胞为特征，这些细胞亦形成扭曲带延伸至邻近的 3 区和 5 区（图 10-6B，C）。从细胞形态和分布上推断，这些大细胞类似于基底前脑胆碱能投射神经元。这一发现为区域④与无名质 / 基底核之间的对应关系亦提供了有力的支持。

区域⑤位于克隆 -9 的下部，其前方为 4 区（类 Meynert 基底核结构区），上方邻 2 区（类苍白球结构区）（图 10-8C）。这一空间位置与位于苍白球腹侧、靠后方的杏仁体相对应（图 10-8B）。在 5 区内，细胞组成的多环结构则与杏仁体的多核生物特性相吻合。杏仁体的外侧核、基底外侧核和基底内侧核，以及中央核和内侧核，是与区域⑤多环微结构区对比时的关注点，因为它们均始源于神经分化的早期阶段[5]。由于这些神经核群部分具有明确的内、外分布特点，在小鼠脑冠状面能更为清楚地显示它们的空间定位（图 10-8D）。有趣的是，区域⑤内多环微结构的形态和空间分布与冠状面杏仁体上述神经核的分布图之间表现了很好的重合：5 区左侧和下部环与杏仁体的外侧核、基底外侧核和基底内侧核（基底外侧核群）相对应，而上方和右侧环则对应于中央核和内侧核（中央内侧核群）（图 10-8C，D）。上述结果均支持 5 区为亚克隆内的杏仁体样细胞结构区。

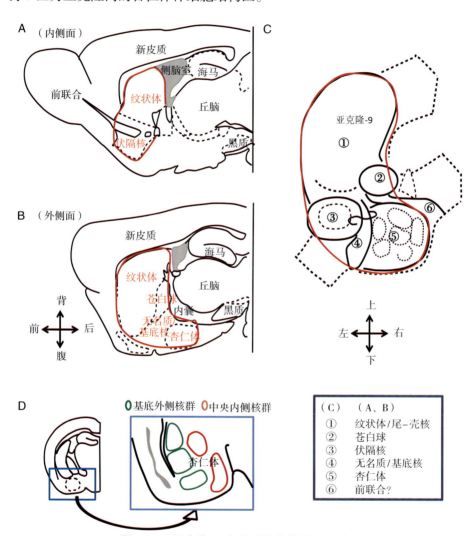

图 10-8 亚克隆 -9 与端脑纹状体的图示对照

A，B. 小鼠端脑矢状面示意图[3]。A 在 B 的内侧。图中红线区为纹状体 / 尾 - 壳核及主要相邻神经核。其中，纹状体最大，出现于两图，伏隔核位置靠内，主要见于图 A，其他核团则见于图 B。C. 克隆 -9 细胞分区与构型示意图，红线内为 5 个主要亚区。将图 C 中亚区与图 A、B 中红线内核群相对照，亚克隆区域①的外形和空间分布对应于纹状体，区域②对应于图 B 中的苍白球，区域③、④、⑤则分别对应于纹状体腹侧的伏隔核、无名质 / 基底核，以及杏仁体。D. 端脑腹侧杏仁体冠状面示意图，显示杏仁体的两组神经核群，与图 C 中区域⑤内多环细胞群的形态和空间分布相对应区域⑥是位于 2 区下方的横向条带状区域（图 10–8C）。基于这一区域的形态和空间分布，6 区有可能与端脑内穿过伏隔核的前联合有关（图 10–8A）。不同于其他 5 个区域，它们对应于脑内各种神经核，前联合为连接左、右颞叶的纤维束。

综合上述对克隆亚区和纹状体等相关核团的地形特征和细胞结构对比表明，亚克隆 –9 上部区域①和区域②分别对应于尾 – 壳核和苍白球；下部区域③、④、⑤则与伏隔核、无名质 / 基底核（Meynert）、杏仁体逐一对应。在形态、空间构型上，克隆 –9 更像是纹状体和相关神经核在二维平面上的缩小版。这一结果也明确指出，纹状体和上述相邻的 4 个神经核能够起源于一共同的祖细胞。在克隆 –9 内，多数细胞具有早期神经元的形态，这很可能由于亚克隆是在一定程度上重演了胚胎某一阶段纹状体的形成。在亚克隆上半部分内，含有类似于纹状体投射神经元（GABG 能）的前体细胞或早期分化细胞，而在下半部分内，则有较多的大细胞，具有基底前脑投射神经元（胆碱能）的形态特征。研究已发现，纹状体投射神经元、苍白球和无名质 / 基底核投射神经元均生成于神经分化的早期阶段 [1, 8]。在克隆 –9 内发现的细胞组成与纹状体主要细胞的分化时程表现了一致性。在正常纹状体组织中，尾 – 壳核 GABA 能投射神经元和基底前脑胆碱能投射神经元均为重要的功能细胞，在与纹状体相关的疾病中，如亨廷顿病和阿尔茨海默病，这两类神经元则在疾病早期阶段便分别出现变性、结构损伤 [8, 12, 13]。对克隆 –9 类纹状体生物特性的鉴定，揭示了一种之前尚未报道过的原始纹状体 – 杏仁体前体细胞及其早期神经元的分化能力，这不仅为纹状体及相关神经核的形成与细胞分化提供了新的解释，也有可能为探讨与疾病相关的纹状体细胞和组织的早期改变提供新的研究思路。

参考文献

[1] Knowles R, Dehorter N, Ellender T. From progenitors to progeny: shaping striatal circuit development and function[J]. J Neurosci, 2021, 41: 9483-9502.

[2] Brady D R, Phelps P E, Vaughn J E. Neurogenesis of basal forebrain cholinergic neurons in rat[J]. Brain Res Dev Brain Res, 1989, 47: 81-92.

[3] Paxinos G, Franklin K B J. The mouse brain in stereotaxic coordinates[M]. 5th edn. (Elsevier Academic Press, San Diego), 2019.

[4] 吴江，贾建平 . 神经病学 [M]. 3 版 . 北京：人民卫生出版社，2015.

[5]   Schroder H, Moser N, Huggenberger S. Neuroanatomy of the mouse[M]. (Springer, Switzerland), 2020: 315.

[6]   Sah P, Faber E S L, Lopez de Armentia M, et al. The amygdaloid complex: anatomy and physiology[J]. Physiol Rev, 2003, 83: 803-834.

[7]   Nobrega-Pereira S, Gelman D, Bartolini G, et al. Origin and molecular specification of globus pallidus neurons[J]. J Neurosci, 2010, 30: 2824-2834.

[8]   Medina L, Abellan A. Subpallial structures[M]. In Watson C, Paxinos G, Puelles L (Eds.). The mouse nervous system. 1st edn. (Elsevier Academic Press, San Diego), 2012: 173-220.

[9]   Northington F J, Kratimenos P, Turnbill V, et al. Basal forebrain magnocellular cholinergic systems are damaged in mice following neonatal hypoxia-ischemia[J]. J Comp Neurol, 2022, 530: 1148-1163.

[10]   Zaborszky L, van den Pol A, Gyengesi E. The basal forebrain cholinergic projection system in mice[M]. In Watson C, Paxinos G, Puelles L (Eds.). The mouse nervous system. 1st edn. (Elsevier Academic Press, San Diego), 2012: 684-717.

[11]   Garcia M T, Harwell C. Radial Glia in the ventral telencephalon[J]. FEBS Lett, 2017, 591: 3942-3959.

[12]   Vogels O J, Broere C A, Laak H J, et al. Cell loss and shrinkage in the nucleus basalis Meynert complex in Alzheimer's disease[J]. Neurobiol Aging, 1990, 11: 3-13.

[13]   Reiner A, Medina L, Veenman C L. Structural and functional evolution of the basal ganglia invertebrates[J]. Brain Res Brain Res Rev, 1998, 28: 235-85.

[14]   Price D L, Whitehouse P J, Struble R G. Cellular pathology in Alzheimer's and Parkinson's diseases[J]. Trends Neurosci, 1986, 9: 29-33.

[15]   (法)皮埃尔·卡米纳. 临床神经解剖图谱[M]. 2版. 夏蓉译. 北京: 北京科学技术出版社, 2020.

[16]   McDonald A J. Functional neuroanatomy of the basolateral amygdala: neurons, neurotransmitters, and circuits[J]. Handb Behav Neurosci, 2020, 26: 1-38.

[17]   Lee J, Finkelstein J, Choi J Y, et al. Linking cholinergic interneurons, synaptic plasticity, and behavior during the extinction of a cocaine-context association[J]. Neuron, 2016, 90: 1071-1085.

[18]   Smeets W J A J, Marin O, Gonzalez A. Evolution of the basal ganglia: new perspectives through a comparative approach[J]. J Anat, 2000, 196: 501-517.

第 **11** 章 类黑质/被盖腹侧区亚克隆

摘要

中脑腹侧有三大群多巴胺神经元，它们分别位于黑质（A9）、被盖腹侧区（A10）和红核后区（A8）。黑质与纹状体密切联系，主要调节运动功能，而 A10、A8 神经元则与腹侧纹状体密切联系，参与情绪、认知等活动。在人类，黑质多巴胺神经元在帕金森病中变性，A10 神经元功能异常与神经精神紊乱有关。在所分析的亚克隆中，亚克隆 -2 被鉴定为类黑质/被盖腹侧区亚克隆。克隆外形近椭圆，长径约为 2.4mm。克隆内细胞组成构型可辨的 4 个亚区（1 个细胞密集区和 3 个细胞稀疏区），形态、空间分布和细胞结构分别对应于小鼠中脑黑质的致密部、网状部和 A10 结构区，也可能包括部分 A8 结构区。密集区内大量细胞具有黑质早期神经元的形态特征。基于亚克隆 -2 的单细胞来源，结果说明 NEMP 来源的单一祖细胞能够分化为相邻近的多巴胺神经元群结构区，主要包括黑质和被盖腹侧区。

第一节 黑 质

黑质（substantia nigra）是中脑最大的神经核，为调节运动的重要中枢。在哺乳类，黑质位于中脑腹侧，是一个由多巴胺神经元组成的细胞聚集体，占据中脑全长[1]。黑质外形呈扁平椭圆形，由背侧、富含细胞的致密部（compact part，SNC）和腹侧、只含少量细胞的网状部（reticular part，SNR）两部分组成。在矢状和水平切面上，致密部并不连续，呈现为分离的片块状，包括位于黑质头端和背侧的外侧部（图 11-1）。

中脑腹侧有三大群重要的多巴胺神经元，它们分别为多巴胺细胞群 A8、

A9 和 A10。除了位于黑质的 A9 细胞群外，另外两群分别位于被盖腹侧区（ventral tegmental area，VTA）和红核后区（retrorubral field，RRF）[3]。被盖腹侧区和红核后区均与黑质相邻。被盖腹侧区位于中脑中线两侧，外侧紧邻黑质，有数个亚区[3]。红核后区位于被盖腹侧区的外侧、黑质的背后侧，它的头部延伸至黑质致密部的尾端，是三群中最小的神经核（图 11-1）[4]。

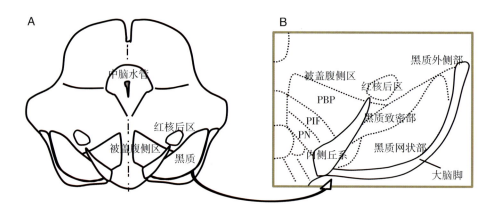

图 11-1 黑质和主要相邻神经核群

A. 小鼠中脑冠状切面示意图，图中主要显示了中脑腹侧的三个多巴胺细胞群：黑质（A9）、被盖腹侧区（A10）和红核后区（A8）。黑质为一个大核团，呈半月形，位于中脑腹侧。被盖腹侧区位于中线两侧，外侧紧邻黑质。红核后区则位于黑质的背后方，图中显示其头端。B. 中脑腹侧冠状切面示意图[2]。黑质分为背侧的致密部、腹侧的网状部，以及外侧部；被盖腹侧区 / 核则由数个亚区组成，主要包括臂旁色素核（parabrachial pigmented nucleus，PBP）、旁束间核（parainterfascicular nucleus，PIF）和黑质旁核（paranigral nucleus，PN）

从细胞结构的角度，黑质致密部相对同质，主要为大量多巴胺神经元，多极或梭形，大小中等，有 2 ~ 6 个短粗的主树突，是黑质的传出神经元[5, 11]。网状部含 GABA 能神经元，细胞稀疏，形成大量纤维网。被盖腹侧区内的多巴胺能神经元则更具多样性，占区内细胞总数的 60%，细胞呈梭形和多极，其余为 GABG 能神经元[5, 11]。对小鼠 3 个多巴胺细胞群的研究发现，红核后区的 A8 群具有最大的多巴胺能神经元[6]。

有关发育的研究表明，在四足类，黑质致密部可能来源于中脑基板，网状部来源于翼板[7]，被盖腹侧区则被认为是中脑底板的分化产物[3]。也有研究认为底板细胞可能参与黑质的形成[3]。在两栖类，多巴胺细胞区以 A9 和 A10 细胞复合体出现，但缺乏 A8 区[7]。中脑多巴胺神经元发生于胚胎早期阶段，在小鼠，为胚胎期 10.5 ~ 13.5 天[8]。

黑质致密部的多巴胺神经元含神经黑色素（neuromelanin）。在人类和其他灵长类，黑质多巴胺神经元的黑色素可随时间而积累，黑质在新鲜标本中显示出黑色。这一现象并不存在于啮齿类，如小鼠，因为小鼠生命周期短，只有 2 ～ 3 年。在帕金森病患者，黑质多巴胺神经元出现变性，将出现黑色消失[1]。

黑质致密部的多巴胺神经元发出纤维主要投射到纹状体（尾 – 壳核），网状部则接受丘脑底核的输入，发出纤维投射到丘脑[1]。在生理状态下，黑质 – 纹状体通路的作用为调节运动功能[9]。被盖腹侧区或被盖腹侧核的 A10 神经元主要投射到伏隔核，参与学习、记忆等认知活动[1]。红核后区神经元，包括 A8 神经元则直接投射到恐惧所必需的区域，主要有杏仁体中央核和伏隔核核部等，在恐惧行为中发挥作用[10]。参与控制运动功能的 A9 神经元主要在帕金森病中变性，导致肌肉僵硬、运动迟缓；而在很大程度上，A10 神经元在帕金森病中不受影响，它们的功能异常与神经精神紊乱有关[9]。

第二节　亚克隆 –2

亚克隆 –2 属于高细胞密度亚克隆，外形近似椭圆形，长径约为 2.4mm（图 11–2）。克隆内细胞为中、小体积，主要有多角形、梭形、椭圆形或圆形。在其他 NEMP 来源的高细胞密度亚克隆中，细胞的分布相对同质，克隆内不同区域细胞密度均很高。不同于多数高细胞密度亚克隆，克隆 –2 的细胞分布呈现了清晰的区域性，包括由大量细胞组成的密集区和细胞相对较少的稀疏区。密集区细胞组成条块状区域，分布于克隆中层，稀疏区细胞则分布在密集区周边，主要在密集区的上方和下方。稀疏区细胞的排列和分布依区域不同表现了明显差别。在密集区下方，细胞形成网状构型；在密集区左上方，细胞组成了 3 个部分的层状结构；而在密集区右上方，细胞则构成枝样的链状分布（图 11–2A）。基于细胞的分布密度和组织构型的差异，我将亚克隆 –2 分为 4 个亚区：1 个细胞密集区（区域①）和 3 个细胞稀疏区，后者分别为网状结构区（区域②）、多层结构区（区域③）和链状结构区（区域④）（图 11–2B）。

区域①（细胞密集区），位于克隆中层，包括大、小两个亚区：大区外形近似足底状，小区为细长条形，位于大区上方，与其平行（图 11–3A）。密集区内细胞为多边形、梭形和圆形，细胞大小中等，在分布面积较广的 1 区内相对同质（图 11-3B，C）。大部分圆细胞在相差显微镜下呈深色，有的胞体带有短粗小突起。部分梭形细胞和多边形细胞的胞体亦有一至数个粗突起。从形态上推定，这些细胞类似于黑质的多巴胺神经元前体细胞或早期神经元（图 11-3D）。虽然区域①内各处细胞均分布密集，不同区域内亦存在上述多种细胞，但细胞的排列和组织构型则依局部区域不同表现了很大差异。区内细胞成群或成团的组成条带状，在区域①的左侧，分布为朝下弯曲的拱桥形结构，在外形上类似于胚胎早期的前脑（图 11-3B），而在区域①的右侧，条带状细胞则构成飞鸟状分布（图 11-3C）。

区域②（网状结构区），位于 1 区的下方和右侧，是一个向内凹陷的半环形区域，区内细胞较稀疏，排列为网状构型（图 11-3A，E）。在 2 区左侧，主要为梭形细胞和大小不一的圆细胞，胞体有短突起（图 11-3E，F）。在 2 区右侧，分布有较多的多边形细胞和梭形细胞，类似于 1 区（图 11-3E）。

区域③（多层结构区），为位于 1 区的左侧和左上方的细胞结构区（图 11-4A）。这一区域内细胞组成多样，组织构型亦多样。与区域①相比，主要不同是有较多中、小圆细胞和长椭圆形或米粒样细胞。这些细胞呈弥散、聚集或链状分布（图 11-4B，C）。区域③的另一细胞结构特点是，在克隆左上方，细胞组成 3 个明显的带状（或层状）分布区，各细胞层由一密集细胞带和弥散细胞区组成（图 11-4A，B）。

区域④（链状结构区），为亚克隆右上方的一个斜方形区域，区内细胞主要为梭形、椭圆形和圆形，呈弥散分布或排列为不规则的链状结构（图 11-4A，D）。4 区内少量深色圆细胞的胞体有短粗小突起，类似于 1 区的早期多巴胺神经元；部分细胞则组成难以区分的微聚集体（图 11-4E）。需要指出的是，在亚克隆 -2 的各个亚区之间并无清晰分界，但不同区域内细胞成分和组织构型表现了明显差异，为 4 个亚区的划分提供了主要依据。

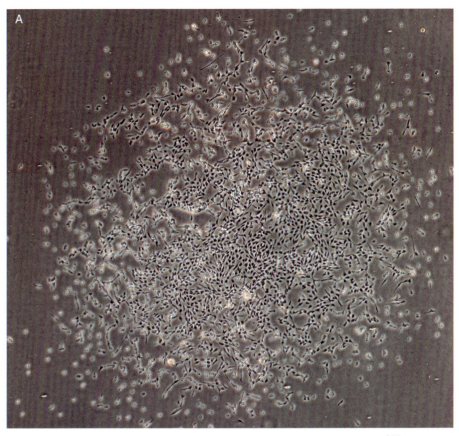

300μm

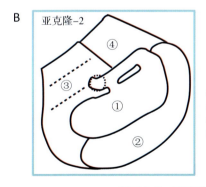

① 细胞密集区
② 网状结构区
③ 多层结构区
④ 链状结构区

图 11-2 亚克隆 -2 全图和细胞结构分区

A，B. 在二维平面培养系统中，亚克隆 -2 的相差显微镜照片（A）及其结构分区示意图（B）。
克隆外形近似椭圆，长径在图中呈 45° 角方向倾斜。克隆内细胞分布为密集区（区域①）和稀
疏区（区域②~区域④）。密集区①位于克隆中层，分为大区（似足状）和小区（为细长条形）。
稀疏区的区域②位于密集区下方，呈内凹的半环状，区内细胞形成网状构型。区域③位于克隆
左侧，在左上方细胞形成 3 个层状结构。区域④位于克隆右上部，细胞形成不规则的链状或枝
样结构

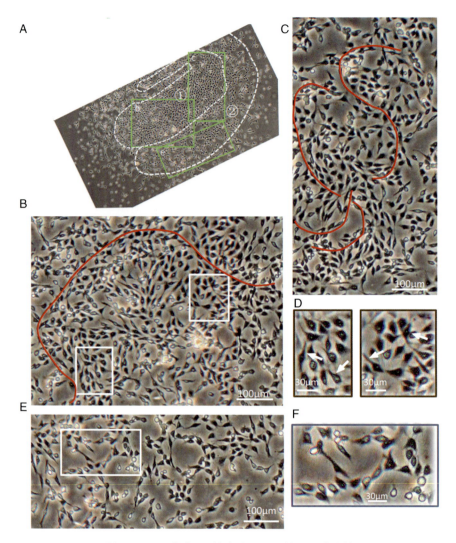

图 11-3 亚克隆 -2 的密集区和网状区细胞结构

A. 密集区①和网状区②的显微镜照片和分区图（虚线），绿色方框区域分别被放大至图 B、图 C 和图 E。B，C. 密集区左、右侧的放大图，两区内均有大量中等体积的多角形、梭形和圆形细胞。细胞聚集成团、带状分布，在图 B 中形成拱桥状细胞构型（红线），而在图 C 中则形成飞鸟样构型（红线）。D. 图 B 中两个方框区的放大图，显示多角形细胞和梭形细胞，胞体有短粗突起（箭头），在形态上类似于黑质早期多巴胺神经元。E，F. 区域②内代表性结构区（E）及局部放大图（F），区内多种细胞排列为网状构型

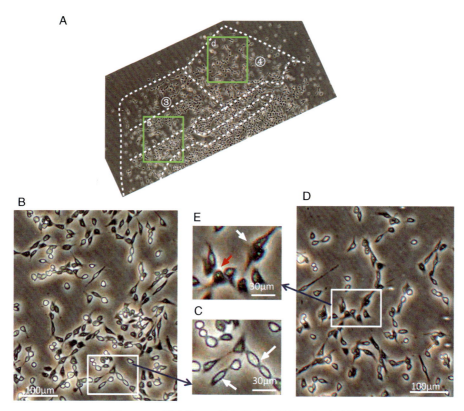

图 11-4　亚克隆 -2 的多层区和链状区细胞结构

A. 亚克隆 -2 上部多层区③和链状区④的显微镜照片和分区图（虚线），绿色方框区分别被放大至图 B 和图 D。B. 区域③内一个代表性结构区，区内细胞形成密集和疏松的斜向带状交替分布，并有大量特征性中小体积、浅色的圆形和细长椭圆形细胞。C. 图 B 中白色方框区的放大图，箭头示浅色的长椭圆形细胞或米粒样细胞。D. 区域④内一个代表性结构区，区内细胞分布为不规则链状。E. 图 D 中白色方框区的放大图，显示胞体有短粗小突起的深色圆细胞（红箭头），以及微聚集体细胞（白箭头）

第三节　类黑质／被盖腹侧区的鉴定

对亚克隆 -2 的最初分析已发现，这一克隆有明显的细胞分布密集区和细胞较少的稀疏区，在密集区内的细胞形态上类似于早期黑质神经元。这些发现支持克隆 -2 具有类原始黑质的细胞结构特征。然而，将亚克隆 -2 在二维平面上的亚分区与黑质在中脑的地形特征进行对比则发现，克隆 -2 的外形，以及细胞密集区和稀疏区在克隆内的空间分布与黑质的亚分区并非一致。在中脑通过黑质的矢状切面上，黑质的外形近似新月形，背侧为致密部，腹侧为网状部（图 11-5A，B）。而克隆 -2 在二维平面上的外形近似椭圆形，内部主要为三层和 4 个细胞结构区：中层（区域①）为细胞密集区，下层（区域②）为细胞较少的网状区，上层（区域③和区域④）亦为细胞较少的稀疏区（图 11-5D，E）。然而，如果将克隆 -2 的中、下两层（区域①和区域②）考虑为黑质致密部和网状部的类似体，则亚克隆内的这两个区域与黑质的亚区在外部形态、细胞结构和空间分布等方面都呈现了一致性，说明亚克隆内的区域①和区域②分别对应于黑质致密部和网状部（图 11-5B，D）。与成年期的黑质细胞相比，亚克隆密集区（区域①）内大多数细胞缺乏成熟神经元形态，而稀疏区（区域②）的面积则相对较小，这些均反映了亚克隆的原始或胚胎期样细胞分化特征。

在分析区域①的细胞结构时，发现密集区的细胞在二维平面内不是无序的、弥散分布，而是组成具有形态和空间排列特征的细胞带或细胞团构型，主要为 1 区左侧（或前端）的前脑样细胞带，中部的多个细胞团，以及右侧（或后端）的飞鸟样细胞带（图 11-3B，C）。在这些结构内，细胞排列和空间分布均高度有序，推测它们有可能反映了原始黑质与不同脑区的潜在联系。

最初分析克隆 -2 的区域③和区域④时，我的推定是这两个区域可能与中脑的另外两个神经元群，被盖腹侧区和红核后区相关联，其主要依据是黑质与这两个区域在解剖学上紧密相邻，并且都含有多巴胺细胞群。此外，对其他亚克隆的分析也说明亚克隆的类神经核分化具有多神经核相关性。因此，将克隆 -2 的区域③和区域④与另外两个多巴胺细胞群（被盖腹侧区和红核后区）的地形特征和细胞结构进行了比较。

在中脑，被盖腹侧区位于腹部中线两侧，外侧为黑质。被盖腹侧区与黑质的这种内外定位关系在中脑冠状切面图上能清楚地呈现（图 11-1A，B），而在矢状切面上，被盖腹侧区及其 3 个主要亚神经核则在中脑内侧图上能被清晰地辨别（图 11-5C），黑质出现在外侧矢状面上（图 11-5B）。将克隆 -2 的区域③（图 11-5E）与图 11-5C 内的被盖腹侧区相比较，两者的形态和亚区分布均显示了一致性。值得注意的是，被盖腹侧区和黑质在中脑的内、外侧定位关系，并未导致两者在亚克隆 -2 中出现重叠，而是以左、右（或前、后向）而呈现，更像是被盖腹侧区的前移。这一结果说明，NEMP 的类神经核分化有可能将三维平面的内、外向分布转而以二维平面的前、后向分布方式而展开。在区域③内，细胞多样，除了部分细胞与区域①中相似为多角形和梭形外，主要有较多的圆形、细长椭圆形细胞（图 11-4B，C）。这些圆形、细长椭圆形细胞，可能是被盖腹侧区的多极和双极神经元早期形态的表现。区域③内细胞并不形成区域①样的细胞密集区，也未形成区域②样的网状构型，却组成了 3 个明显的层状结构。有趣的是，这些层状结构与小鼠中脑被盖腹侧区的 3 个亚神经核及其分布很好吻合（图 11-5C，E）。综合这些分析结果，我将区域③鉴定为亚克隆 -2 内的类被盖腹侧核结构区。

红核后区在脑干位于黑质的背后方，这一定位关系反映在脑矢状图上（图 11-5B，C）；而区域④在克隆 -2 内则位于区域①（类黑质）的右上方（图 11-5D，E），这一空间分布与红核后区的地形分布相对应。此外，在区域④内出现了细胞微聚集体（图 11-4E）。类似的细胞组成也存在于另一亚克隆组 -1（类红核组亚克隆）中，亦与红核后区相关联（见第 12 章），而在亚克隆 -2 的其他亚区则少见。然而，区域④的外形与红核后区相差较大，细胞组成与其他两区相比也较为简单。从进化角度，红核后区的出现迟于黑质和被盖腹侧区[7]，这有可能解释区域④简单的细胞结构。

综合上述结果的一个主要发现是，在亚克隆 -2 内，不仅鉴定出黑质样细胞结构区，也鉴定了被盖腹侧核样细胞结构区。由于亚克隆明确的单细胞起源，结果说明 NEMP 来源的同一原始祖细胞能够分化或参与分化为相邻近的多巴胺神经核群，主要为黑质和被盖腹侧区，以及它们的早期分化细胞。亚克隆内也有可能含有红核后区的某些相关细胞成分，但并未形成后文所述（第 12 章），在类红核组中发现的细胞结构相对完整的原始红核后区。

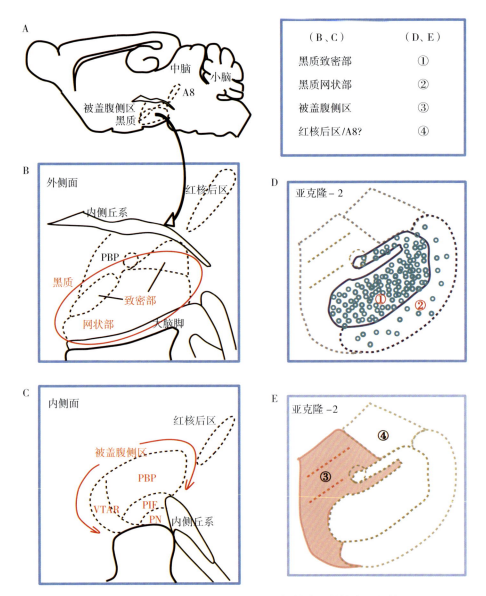

图 11-5　亚克隆 -2 的亚区与黑质及相关神经核的定位比较

A. 小鼠脑矢状切面示意图，显示中脑 3 个多巴胺神经元群分布区：黑质（A9）、被盖腹侧区（A10）和红核后区（A8）。B，C. 中脑腹侧通过黑质（B）和被盖腹侧区（C）的矢状切面图，B 在 C 的外侧 [2]。图 B 中黑质包括背侧的致密部和腹侧的网状部，图 C 中的被盖腹侧区包括头部（VTAR）和 3 个亚区（PBP、PIF 和 PN）。D，E. 亚克隆 -2 的区域①、区域②（D），和区域③（E）定位示意图。在图 D 中，区域①、②与图 B 中黑质致密部和网状部的分布相对应；在图 E 中，区域③的组织构型和分布则对应于图 C 的被盖腹侧区及其亚区。VTAR，ventral tegmental area/rostral（被盖腹侧区头部）

参考文献

[1] Schroder H, Moser N, Huggenberger S. Neuroanatomy of the mouse[M]. (Springer, Switzerland), 2020: 315.

[2] Paxinos G, Franklin K B J. The mouse brainin stereotaxic coordinates[M]. 5th edn. (Elsevier Academic Press, San Diego), 2019.

[3] Puelles E, Martinez-de-la-Torre M, Watson C, et al. Midbrain[M]. In Watson C, Paxinos G, Puelles L (Eds.). The mouse nervous system. 1st edn. (Elsevier Academic Press, San Diego), 2012: 337-359.

[4] Bjorlund A，Lindvall O. Dopamine-containing system in the CNS[M]. In: Bjorklund A, Hokfeld T (Eds.). Handbook of chemical neuroanatomy: classical transmitter in the rat. Vol 2. (Elsevier, Amsterdam), 1984: 55-122.

[5] Grace AA, Onn S P. Morphology and electrophysiological properties of immunocyto-chemically identified rat dopamine neurons recorded in vitro[J]. J Neurosci, 1989, 9: 3463-3481.

[6] Fu Y, Yuan Y, Halliday G, et al. A cytoarchitectonic and chemoarchitectonic analysis of the dopamine cell groups in the substantia nigra, ventral tegmental area, and retrorubral field in the mouse[J]. Brain Struct Funct, 2012, 217: 591-612.

[7] Smeets W J A J, Marin O, Gonzalez A. Evolution of the basal ganglia: new perspectives through a comparative approach[J]. J Anat, 2000, 196: 501-517.

[8] Bayer S A, Wills K V, Triarhou L C, et al. Time of neuron origin and gradients of neurogenesis in midbrain dopaminergic neurons in the mouse[J]. Experimental Brain Research, 1995, 105: 191-199.

[9] Fiorenzano A, Sozzi E, Parmar M, et al. Dopamine neuron diversity: recent advances and current challenges in human stem cell models and single cell sequencing[J]. Cells, 2021, 10: 1366.

[10] Moaddab M, McDannald M A. Retrorubral field is a hub for diverse threat and aversive outcome signals[J]. Curr Biol, 2021, 31: 2099-2110, e5.

[11] Montero T, Gatica R I, Farassat N, et al. Dendritic architecture predicts in vivo firing pattern in mouse ventral tegmental area and substantia nigra dopaminergic neurons[J]. Front Neural Circuits, 2021, 15: 769342.

第 **12** 章 类红核组亚克隆

摘要

　　红核是位于中脑的重要结构，属于前运动中枢，其功能为控制肢体和面部肌肉，维持肌肉张力和运动姿势的稳定。在发生学上，红核的出现与四肢或肢样结构的发生相关联。亚克隆 -1 为一克隆组，被鉴定为类红核及相关神经核亚克隆（或类红核组亚克隆）。亚克隆组 -1 由 5 个近距离排列的亚克隆组成（C1 ～ C5），其中，C1、C2 为一对高细胞密度、圆形或近圆形大克隆，直径或长径为 2.3mm；另外 3 个亚克隆则外形各异，细胞密度中等。比较各亚克隆的外形、空间分布和细胞结构特点，C1 和 C2 与中脑红核相对应，C3、C4 和 C5 则分别对应于红核后方的副红核、红核后区 /A8 和脚被盖核。由于 5 个亚克隆很可能享有一个共同的 NEMP 来源的祖细胞，结果不仅说明其分化为原始红核的能力，也提示红核与其他三个神经核之间存在某种结构和功能的潜在联系。

第一节　红　核

　　红核（red nucleus）是位于中脑的重要结构，属于前运动中枢，主要功能为控制肢体和面部肌肉[1, 19]。在人脑，红核外形近似球状，许多细胞含有铁色素，使红核带有经典的红色；而在啮齿类，红核则不表现红色。小鼠红核位于中脑水管周灰质和黑质之间，由尾部的大细胞区和头部的小细胞区组成（图 12-1A，B）。传统上将大、小细胞区合并为一体，因两者均位于由小脑上脚上行纤维形成的间质内[3]。小脑上脚穿过红核并将其包绕，在横切片上使红核外围呈圆形。动眼神经呈垂直向（背 - 腹向）穿过红核尾部。在红核背外侧，则有副红核（pararubral nucleus），由中小细胞组成（图 12-1A，B）。红核的大细胞区发出纤维，组成红脊束，投射到脊髓各水平；小细胞区发出纤维，经红核橄榄束，投射到下橄榄核，而下榄核投射到小脑[3, 16]。这两部分紧密结合，在不同种属动物的运动和非运动行为中发挥作用[4]。

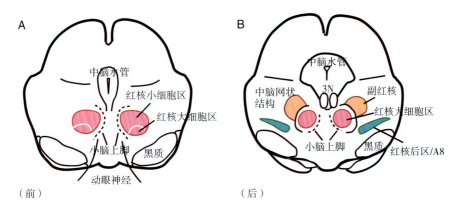

图 12-1　红核和主要相邻神经核群

A，B. 通过小鼠中脑红核的冠状切面示意图[2]，A 在 B 之前，主要显示红核及相关神经核。红核位于中脑腹侧，居于水管周灰质和黑质之间。在前部图（A），红核包括小细胞区和大细胞区，内侧有小脑上脚通过，第三对脑神经（动眼神经）由红核表面延伸。在后部图中（B），红核主要为大细胞区，外部被小脑上脚环绕，外上方有副红核紧密相邻，外下方红核后区头端。3N:动眼神经核

研究发现，红核大细胞区分布有巨神经元（> 40μm）和大神经元（26 ～ 40μm）。这些神经元胞核圆形或椭圆形，色浅，有一明显核仁；树突由胞体呈辐射状伸向各个方向[5, 6]。在红核小细胞区内，分布有中等大小神经元（20 ～ 25μm）和小神经元（< 20μm），树突亦呈辐射状。除上述神经元外，红核内还有一类中间神经元，体积最小（10 ～ 15μm），均匀分布在红核的大、小细胞区[5]。红核的巨细胞可被认为是原始运动神经元，单独刺激，每一个都能引起单个肌肉单位的收缩[7]。

红核具有清晰的进化轨迹，其出现与四肢和肢样结构的发生相关联[4, 16]。红核不存在于古脊椎动物如蛇、鲨鱼等，而在有肢或肢样结构的原始脊椎动物及两栖类，红核脊髓系统开始出现，但红核仅由少量细胞组成，接受小脑齿状核的传入，通过红核脊髓束投射到对侧脊髓[4]。红核大细胞环路较古老，主要依靠小脑而非大脑皮质。到四足爬行类，红核 – 橄榄 – 小脑系统开始出现。这一环路在四肢哺乳动物得到全面发展。如小鼠的红核出现两部分分区：

大细胞区和小细胞区。然而，在灵长类，随四肢到两肢站立，则出现大细胞区退缩和小细胞区增大。通常认为，成年人脑红核主要由小细胞组成，只有少量巨细胞分布在红核尾部[4]。

原始红核的功能对应于大细胞区，主要参与运动和执行简单活动。在人类，已发现红核主要与肌紧张和迷路反射有关，参与维持运动姿势的稳定[17, 18]。在啮齿类，红核参与控制远端肢体（手部）的运动[1]。红核小细胞区发展较晚，相关功能的研究仍然有限，小细胞区可能与橄榄体 – 小脑和基底核系统合作，在较高级别完成运动功能[4]。

第二节　亚克隆组 –1

亚克隆 –1 或亚克隆组 –1 由 5 个可辨认的亚克隆（C1 ～ C5）组成。C1 和 C2 为一对高细胞密度大克隆。C1 外形呈圆形，C2 近似椭圆形，长径与 C1 直径相同，均为 2.3mm。C3、C4 和 C5 的外形分别为不规则形、半月形和近椭圆形，均小于 C1 和 C2，细胞密度较为疏松。两个高密度克隆各自独立分布，中间无联系，相距 1.4mm。三个低密度亚克隆则紧邻 C2 组成系列分布（图 12-2A，B）。在 C2 与 C3 之间，有紧密的细胞联系（图 12-2C）；在 C4 与 C5 之间，分布有较多弥散的单细胞；在 C3 与 C4 之间，亦有少量弥散的单细胞（图 12-2A）。前期研究已发现，高细胞密度亚克隆在这一培养系统中的出现频率为每平方厘米 0.5 ～ 1.0 个，低密度亚克隆的出现频率为高细胞密度亚克隆的 2 ～ 3 倍[8]。这 5 个亚克隆在小区域空间表现的近距离分布表明，它们很可能源于共同的祖细胞。

亚克隆 C1 和 C2 不仅形态相同，细胞组成和组织构型也相同。由于 C2 与其他 3 个克隆相连，结构上也更为清晰，对两个高密度亚克隆的分析主要在 C2 完成。在 C2 内，大多数细胞为梭形、圆形和多角形。梭形细胞呈涡流型排列，在克隆内形成多个微环状结构。在部分区域，数个环状结构形成 "爪状" 分布（图 12-3A，B）。大多数环状结构包括一个中心环和由环向外伸展的细胞线。在环中和环周，则分布有异质性细胞群，主要为多形细胞群、多角形细胞群和梭形细胞群（图 12-3C）。这种细胞结构提示其广泛、复杂的多边联系。圆形细胞大小不一，散在分布或聚集成群，形成梭状的细胞群结构。梭状细胞群主要分为两类。大梭状细胞群由一大细胞和多个中等圆细胞组成（图

12-3D）。大细胞呈梨形，有一较长的粗突起。以这一大细胞为中心，形成中部膨大、两端细长的梭形细胞群结构，包括延伸的长突起。中等圆细胞则组成串珠样排列，与梭形结构成并行分布（图 12-3D）。这种大梭状细胞群数量较少。小梭状细胞群数量则较多，散布于克隆各处；其组成以中等圆细胞为主，成串珠状排列为小梭状结构（图 12-3E）。上述圆细胞具有克隆特异性，在其他亚克隆中少见。圆细胞胞体中等或偏大，有一明显核仁，胞体周围有数个丝状或扁平突起（图 12-3D，E）。从形态上推断，这种圆细胞类似于红核神经元前体细胞或早期神经元。免疫细胞化学检测表明多数圆细胞复合表达成神经和成肌细胞标志物（图 12-3F）。

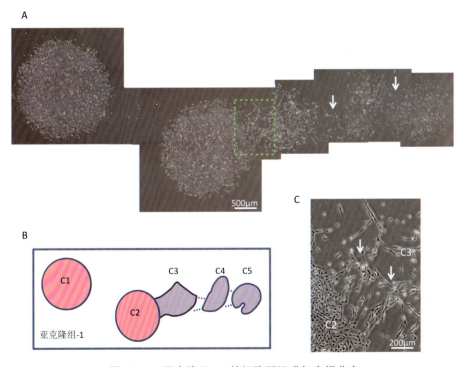

图 12-2　亚克隆组 -1 的细胞群组成与空间分布

A，B. 在二维细胞培养系统中，亚克隆组 -1 的低倍镜照片（A）及其示意图（B），显示 5 个呈水平方向分布的亚克隆 C1 ～ C5。其中，C1、C2 为一对圆形或近圆形、高细胞密度亚克隆，中间无连接。C3 ～ C5 则与 C2 形成有序排列，克隆外形分别为不规则形、半月形和近圆形，细胞分布密度中等。图 A 中箭头示 C3 和 C4，以及 C4 和 C5 之间的少量弥散分布细胞；图中方框区则放大至图 C。C. 亚克隆 C2 和 C3 之间连接区，显示细胞形成线状和网状直接联系（箭头）

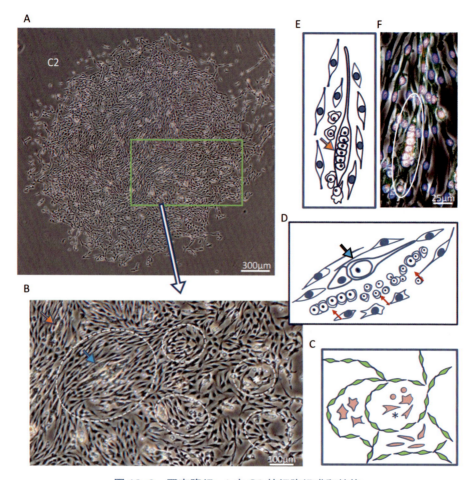

图 12–3   亚克隆组 –1 中 C2 的细胞组成和结构

A，B. C2 的相差显微镜照片（A）和克隆内一个代表性区域的放大图（B），白色虚线示细胞呈
涡流型排列组成的"爪状"多环结构，箭头示细胞形成的大（蓝）、小（棕）梭状细胞群。C.
图 B 中"*"号所示的一个涡流型结构区示意图，显示区内由梭形细胞（绿）形成的中心环和异
质性细胞聚集区（棕）。由中心环有向不同方向伸展的细胞线。D. 大梭状细胞群示意图，箭头
示梨形大细胞或辐射胶质样大细胞，小箭头示串珠状排列的中、小圆细胞。E. 小梭状细胞群示
意图，箭头示一串中等大小圆细胞，胞核色浅，核仁明显，胞体周围有扁平突起。F. 小梭状细
胞群（白色线）的免疫荧光显微镜照片，中小圆细胞表达 GFAP（绿）/MyoD（红）抗原活性

　　在 NEMP 早期增殖细胞中，也有类似的大梨形细胞（辐射胶质样细胞）、
带有扁平突起的中等圆细胞，以及由神经和成肌细胞参与形成的梭状结构[9]。
后续研究表明，这类细胞和结构很可能与骨骼肌本体感受器神经肌梭有关联。
因此，将克隆 –1 中出现的这种由大、中圆细胞组成的两类梭状细胞群称为"肌

梭样细胞群"结构。

　　不同于 C1 和 C2，亚克隆 C3、C4 和 C5 不仅形态各异，各克隆的细胞组成和组织构型亦有明显差别。其中，C3 和 C2 通过细胞线紧密相连。在 C3 内，细胞形态多样，大小不一，细胞聚集成簇或呈线、索状排列；在成簇细胞间，间隔有稀疏细胞区（图 12-4A）。从整体上分析，C3 的细胞分布呈网状，但这种网状分布并不一致，而是具有明显的片、块状或几何图形的局部区域特征。此外，与 C2 相同的是，在 C3 的部分区域中，出现了由中等圆细胞聚集形成的肌梭样细胞群结构（图 12-4A，B）。这些细胞的胞核较大，圆形或椭圆形，有一明显核仁，胞体有数个扁平突起；多数细胞复合表达成神经和成肌细胞标志物（图 12-4B，C）。

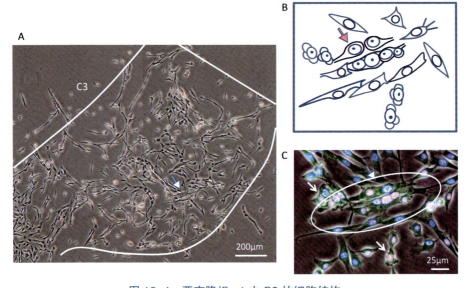

图 12-4　亚克隆组 -1 中 C3 的细胞结构

A. C3 在二维平面培养系统中的显微镜照片。C3 外形不规则（白线），内部细胞多样，大小不一，细胞主要聚集成簇或呈线状排列，整体细胞分布呈网状。箭头所示为中等圆细胞组成的梭状细胞群。B，C. 梭状细胞群（大箭头）的示意图（B）及高倍镜免疫荧光染色照片（C）。白色线所示为圆细胞聚集的梭状区。圆细胞（小箭头）有一椭圆浅色胞核，核仁明显，胞体有数个扁平突起。大部分圆细胞表达 GFAP（绿）和 MyoD（红）

　　C4 外形为半月形，克隆内以梭形细胞和圆细胞为主，细胞排列为链状构型，在克隆内形成上、下两个对应的近锥形细胞结构区（图 12-5A），各区细胞亦有其特征。上部区域中含有一类圆细胞，胞体较大，胞核外凸，在相差显微镜下偏暗色，立体感很强。圆细胞胞体有数个扁平或丝状突起。另有外形独特的锥形或梭形细胞，胞体有短粗小突起，形态上类似于多巴胺神经元前体细胞（图 12-5B）。在 C4 的下部区域中，以梭形细胞为主，也有形态不一的多形细胞和少量微聚集体细胞（图 12-5C）。

C5 的外形近似椭圆形，左下角有一内凹。克隆主要由梭形细胞和多形细胞组成，其中有数群大、中等多形细胞，形态各异，呈区域性分布（图 12-5D）。中等细胞的胞体为星状；大细胞胞体为多边形或长三角形，有一椭圆或圆形胞核、色深，胞体有外伸的扁平突起（图 12-5E，F，G）。这些成群的大细胞并不常见，但多边形大细胞也出现在前述亚克隆 -9 的区域②（类苍白球）（图 10-4B，E）。这有可能说明在不同亚克隆内两个结构区之间的某种联系。

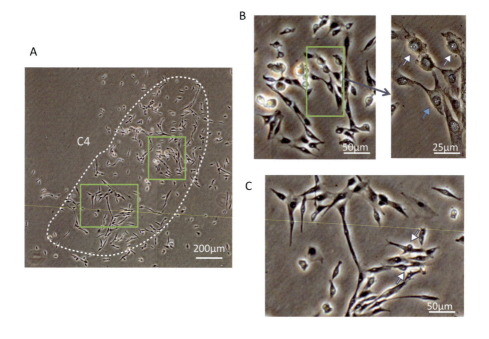

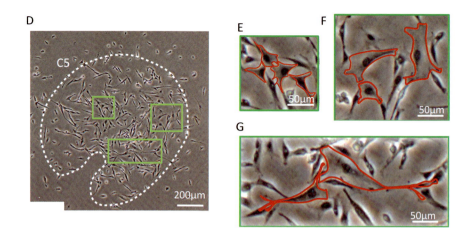

图 12-5　亚克隆组 -1 中 C4 和 C5 的细胞结构

A. C4 的相差显微镜照片。C4 外形近半月形（白色虚线），主要由梭形和圆细胞组成，在克隆内排列为链状或枝样构型。图中两个方框区分别放大至图 B 和图 C。B. 在 C4 内的代表性深色细胞及其高倍镜照片。白箭头示深色圆细胞，胞体较大，胞核外凸，胞体有丝状和扁平突起；蓝箭头示带有二个短粗突起的梭形细胞。C. 在 C4 下部，出现微聚集体细胞（箭头）。D. C5 的相差显微镜照片。克隆外形近似圆形，左下角有一内凹（白色虚线）。克隆内细胞较大，主要为梭形和多形细胞。3 个方框区分别放大至图 E ～ G。E ～ G. C5 中代表性细胞簇，其主要组成细胞用红线绘出，包括中等大小的星状细胞（E）、多边形大细胞（F）和长三角形大细胞（G）。大细胞有向外延伸的扁平突起

第三节　类红核组的鉴定

亚克隆组 -1 由 5 个既独立又相互关联的亚克隆组成。其中的 C1 和 C2 为一对高细胞密度亚克隆，是克隆组内更为重要的结构成分，因而在分析亚克隆 -1 与脑内神经核的对应关系时，首先集中在 C1 和 C2。这两个亚克隆的外形均与红核相似，但在组织结构上，亚克隆内并未出现大、小细胞群两部分分区，有可能克隆的形成代表了某种更为原始的红核组织分化。对 C2 的进一步分析发现了与红核相关的几个细胞结构特点。其一，克隆内的细胞成分和主要结构包括由梭形细胞和多角形细胞形成的"爪状"涡流型细胞群，以及由浅色、带突起的圆细胞组成的肌梭样细胞群（图 12-3）。与此相一致的是，红核在功能上参与控制肢体和面部肌肉；在啮齿类，红核参与远端肢体的精细运动[4]。在亚克隆 C2 内发现的"爪状"涡流型细胞群，很可能代表了与前肢相

关的运动区。而肌梭是肌肉组织内的一种感受器，也是效应器，功能为感受肌肉在收缩时长度的改变，参与调控姿势、肌肉张力和位置感觉。在传统上，红核被认为是一个运动结构，其主要功能为调控肌紧张和维持运动姿势的稳定[17, 18]。在亚克隆 C1 中形成的肌梭样细胞群结构与红核的功能亦完好对应。其二，上述在 C1 和 C2 内出现的浅色、带突起的中、小圆细胞具有克隆特异性，形态上与红核早期神经元类似。其三，下文中对 C3、C4 和 C5 类神经核特性的鉴定，也是对 C1 和 C2 类红核特征的有力支持。综合这些发现说明，亚克隆组 –1 内的 C1 和 C2 高密度亚克隆很可能始发于某种红核祖细胞，这一前体细胞具备分化为原始红核的潜能。

与 C2 相连的 3 个亚克隆（C3 ～ C5）不仅与 C2 构成有序排列，各亚克隆也有其细胞构型和空间分布特点，说明 3 个亚克隆均为独立结构，也与 C2（红核样亚克隆）有某种潜在联系。在脑干，红核与多个神经核群相邻。由于 C2 与 C3 ～ C5 之间表现了清楚的水平向联系，我重点分析了 C3、C4 和 C5 相对于红核在中脑前后轴上相邻神经核的对应关系。图 12-6A，B 显示了小鼠红核与周围相关结构在脑干前后轴的空间定位。红核位于中脑腹侧，其背外侧为副红核（pararubral nucleus）。这一神经核与红核紧密相连，也被认为是红核小细胞部的扩展[4]。副红核是一个大网状区域，含中、小体积的 GABG 能细胞，对尾部红核提供抑制效应，参与调节红核脊髓束对肢体运动的控制[3]。在红核和副红核的后方为红核后区（retrorubral field），这一区域内含多巴胺细胞群 A8。A8 神经元主要参与控制情绪（如恐惧）、行为和动机[10, 11]。在红核后区的后上方，有两个主要神经核群：脚被盖核（pedunculotegmental nuclei，PTg）和臂旁核（parabrachial nucleus，PBN）。脚被盖核也称为脑桥脚被盖核，是一组大型胆碱能神经元，相对于胆碱能细胞群 Ch5[12, 13]。脚被盖核邻近小脑上脚，它的头部延续至红核后区，尾部扩展并与臂旁核头部相接[13]。这一神经核可能参与觉醒、步态和姿势的调控[14]。臂旁核最早被定义为鱼类的味觉核，在哺乳类，已发现臂旁核是味觉和内脏感觉的中继站，主要传递味觉的认知信息和情绪信息[1]。

将 C2 ～ C5 在二维平面形成的结构（图 12-6C）与红核及其主要相邻神经核进行对照（图 12-6B）发现，与 C2 相邻的 3 个亚克隆 C3、C4 和 C5 的外形和空间分布，与红核后方的副红核、红核后区和脚被盖核之间展现了很好的对应关系。分析 C3 ～ C5 的细胞结构也发现，不同亚克隆的细胞类型和组织构型亦有对应神经核的细胞结构特点。

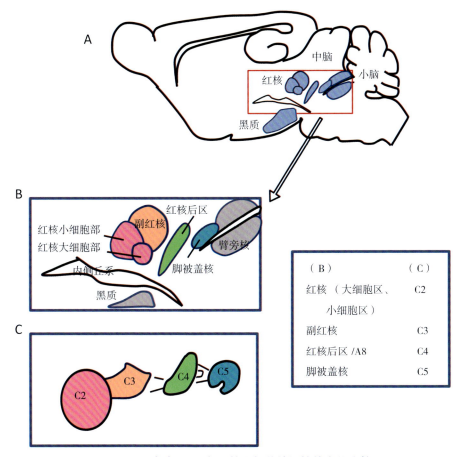

图 12-6　亚克隆组 -1 与红核及相关神经核的定位比较

A，B. 通过红核的小鼠脑矢状切面示意图（A）及局部放大图（B）[2]，主要显示中脑红核及相关神经核。红核位于中脑，腹侧与黑质相邻。红核背后方为副红核，两者紧密相连。在红核和副红核的后方为红核后区（A8）。在此区之后，有脚被盖核和臂旁核。C. 亚克隆组 -1 的 C2 ～ C5 在二维细胞培养系统中的分布示意图。图中的亚克隆 C2、C3、C4 和 C5，与图 B 中的红核（大、小细胞区）、副红核、红核后区和脚被盖核在形态和空间分布上相互对应

　　C3 与 C2 之间有细胞直接相连，这一点与红核和副红核结构之间的紧密联系相一致。C3 内也出现了肌梭样细胞群，这种细胞群主要见于 C1 和 C2，但并未见于 C4 和 C5。在 C3 内发现肌梭样细胞群则与副红核和红核在调控肌肉功能时相配合的生物特性相一致。

　　C4 由上、下两部分细胞群组成。在上部细胞群中，发现了与黑质早期神经元形态类似的深色圆细胞和梭形细胞，有 1 ～ 2 个短粗小突起。另一种为中等偏大的深色圆细胞，胞体有多个小突起（图 12-5B）。研究已发现，相

对于黑质（A9）和被盖腹侧区（A10），红核后区的 A8 细胞群具有最大的多巴胺神经元[15]。亚克隆 C4 的形态、空间定位和细胞构成，均支持这一结构对应于红核后方的红核后区或 A8 神经元群。在 C4 的下部分细胞中，发现了微聚集体细胞群（图 12-5C）。类似的细胞群也出现在亚克隆 -2 的区域④（图 11-4E）。亚克隆 -2 为类黑质 / 被盖腹侧区，区域④在空间分布上亦与红核后区相对应。在亚克隆组 -1 和亚克隆 -2 内同时发现红核后区样结构，说明同一神经核有可能具有不同的克隆起源。

C5 的细胞结构以出现区域性分布的大细胞群为特征，这些大细胞群包括星形、多边形、长三角形或梭形细胞群（图 12-5E，F，G）。检查与 C5 空间分布对应的脚被盖核，其细胞结构也是以大型深色细胞为特征。这些大细胞表达胆碱乙酰基转移酶，投射到大脑，类似于基底前脑的胆碱能投射神经元。有趣的是，C5 中的这种大细胞具有克隆相关性，在其他分析的亚克隆中，类似的大梭形或多边形细胞群少见，除了出现在纹状体样亚克隆内被鉴定为原始苍白球和 Meynert 基底核样的结构区域（图 10-4E、图 10-6C）。基于亚克隆组 -1 中 C5 的大细胞与亚克隆 -9（类纹状体）中大细胞的同类性，推测 C5 的大细胞很可能对应于脚被盖核的大型深色胆碱能细胞群。

结合以上亚克隆的空间分布和细胞结构特点表明，C2 及其系列相连的 3 个亚克隆与脑干内的红核和后方 3 个神经核群显示了很好的对应。我将 C2、C3、C4 和 C5 分别确定为类原始红核、副红核、红核后区和脚被盖核亚克隆。从细胞起源判断，在克隆组中的 5 个亚克隆很可能享有一个共同的祖细胞，这提示红核、副红核及其后方的红核后区和脚被盖核之间有某种目前尚未明了的结构或功能上的联系。在对 C1 和 C2 细胞结构的分析中，发现两种重要的细胞群，即肌梭样细胞群和"爪状"涡流型细胞结构，具有特殊含义。基于红核的主要功能为调控肌紧张和参与远端肢体活动，我提出，这两种结构很可能分别与红核调节肌紧张和参与肢体活动的细胞环路有关。第一种结构中的主要参与细胞，如大梨形细胞（或辐射胶质样细胞）和带扁平突起的中、小圆细胞，均出现在 NEMP 的早期子代细胞中，并持续出现在系列培养细胞中，说明这两种细胞均为 NEMP 及其自我更新干细胞的早期分化产物。目前的发现则表明 NEMP 的这种早期分化细胞与原始红核之间的潜在联系，同时也提示原始红核具有肌梭前体细胞的生物特征。

参考文献

[1] Schroder H, Moser N, Huggenberger S. Neuroanatomy of the mouse[M]. (Springer, Switzerland), 2020: 147.

[2] Paxinos G, Franklin K B J. The mouse brainin stereotaxic coordinates[M]. 5th edn. (Elsevier Academic Press, San Diego), 2019.

[3] Puelles E, Martinez-de-la-Torre M, Watson C, et al. Midbrain[M]. In Watson C, Paxinos G, Puelles L (Eds.), The mouse nervous system. 1st edn. (Elsevier Academic Press, San Diego), 2012: 337-359.

[4] Basil G A, Quartu M, Bertino S, et al. Red nucleus structure and function: from anatomy to clinical neurosciences[J]. Brain Struct Funct, 2021, 226: 69-91.

[5] Reid J M, Gwym D G, Flumerfelt B A. A cytoarchitectonic and Golgi study of the red nucleus in the rat[J]. J Comp Neurol, 1975, 162: 337-361.

[6] Aghoghovwia B E, Oorschot D E. Absolute number of parvicellular and magnocellular neurons in the red nucleus of the rat midbrain: a stereological study[J]. J Anat, 2016, 229: 406-415.

[7] Ghez C, Vicario D. Discharge of red nucleus neurons during voluntary muscle contraction: activity patterns and correlations with isometric force[J]. J Physiol, 1978, 74: 283-285.

[8] Qu-Petersen Z. Forming embryonic-like nervous tissues and organs by muscle-derived neuroepithelial myogenic progenitors[J]. Am J Psychiatry Neurosci, 2016, 4: 79-86

[9] Qu-Petersen Z, Anderson J L, Zhou S. Distinct embryonic and adult fates of multipotent myogenic progenitors isolated from skeletal muscle and bone marrow[J]. Cell Biol, 2015, 3: 58-73.

[10] Moaddab M, McDannald M A. Retrorubral field is a hub for diverse threat and aversive outcome signals[J]. Curr Biol, 2021, 31: 2099-2110, e5.

[11] Fiorenzano A, Sozzi E, Parmar M, et al. Dopamine neuron diversity: recent advances and current challenges in human stem cell models and single cell sequencing[J]. Cells, 2021, 10: 1366.

[12] Mesulam M M, Geula C, Bothwell M A, et al. Human reticular formation: cholinergic neurons of the pedunculopontine and laterodorsaltegmental nuclei and some cytochemical comparisons to forebrain cholinergic neurons[J]. J Comp Neurol, 1989, 283: 611-633.

[13] Watson C, Paxinos G, Puelles L. The mouse nervous system[M]. 1st edn. (Elsevier Academic Press, San Diego), 2012: 416.

[14] Garcia-Rill E, Saper C B, Rye D B, et al. Focus on the pedunculopontine nucleus consensus review from the may 2018 brainstem society meeting in Washington, DC[J]. Clin Neurophysiol, 2019, 130: 925-940.

[15] Fu Y , Yuan Y , Halliday G , et al . A cytoarchitectonic and chemoarchitectonic analysis of the dopamine cell groups in the substantia nigra, ventral tegmental area, and retrorubral field

in the mouse[J]. Brain Struct Funct, 2012, 217: 591-612.

[16] Olivares-Moreno R, Rodriguez-Moreno P, Lopez-Virgen V, et al. Corticospinal vs rubrospinal revisited: an evolutionary perspective for sensorimotor integration[J]. Front Neuroanat, 2021, 15: 68681.

[17] Liu Y, Pu Y, Gao J H, et al. The human red nucleus and lateral cerebellum in supporting roles for sensory information processing[J]. Hum Brain Mapp, 2000, 10: 147-159.

[18] （法）皮埃尔·卡米纳. 临床神经解剖图谱 [M]. 2 版，夏蓉译. 北京：北京科学技术出版社, 2020.

[19] Pacheco-Calderon R, Carretero-Guillen A, Delgado-carcia J M, et al. Red nucleus neurons actively contribute to the acquisition of classically conditioned eyelid responses in rabbits[J]. J Neurosci, 2012, 32: 12129-12143.

第 13 章 类网状结构亚克隆

摘要

网状结构通常指分布于中脑、脑桥和延髓中轴的灰质和白质交织区，区内细胞集中处称网状核，神经核之间缺乏清晰的边界。在中脑和后脑内，事实上也分布有大量可辨认的神经核团，属于初级运动和感觉系统，但通常不归于脑干网状结构。在所分析的亚克隆中，亚克隆 -7 外形独特，呈长条状，最宽处约为 2.2mm，长径大于 4.5mm，细胞密度中等。大部分细胞呈线形排列，组成网络状基本结构，内含多种微型细胞群。从形态和细胞结构角度，亚克隆 -7 与脑干网状结构很好对应。然而，不同于有关网状结构的一般认识，在亚克隆 -7 内鉴定了多个传统上不属于网状结构的神经核相关结构区，这些神经核包括红核、3N、5N、7N、前庭核和疑核等。这些相关微结构区具有对应神经核的解剖形态或象征性外形，以及在脑干的地形分布特点。结果表明，NEMP 来源的单一前体细胞具备分化为原始网状结构的潜力，同时从细胞层面揭示网状结构很可能亦是多种神经核之间相互联系的结构或功能基础。

第一节 脑干网状结构

脑干由中脑、脑桥（哺乳类）和延髓组成，居于间脑和脊髓之间。其中，中脑起源于发育中的中脑泡，脑桥和延髓起源于后脑。在脑干内，基于神经元密度和部分已鉴定的遗传标志物，已定义了多个能识别的神经元核群。这些神经核有躯体运动核和感觉核，也有与内脏运动和感觉相关的神经核，以及与基底神经节相关的红核和黑质等。而脑干网状结构（reticular formation），则是指延伸于整个中脑和后脑中轴的神经元网状排列区域。这一区域的结构特点是"由不同类型和大小的细胞组成分散的聚集群，并由向各个方向传播的大量纤维所隔开"[2]。在网状结构内，细胞集中的地方称为网状核，神经核之间缺乏清晰的边界[3, 4]。在脑干内，其他神经核，如前运动中枢红核，由中脑网状结构所环绕；脑神经运动核，如动眼神经核（3N）、三叉神经运动核（5N）、面神经核（7N）和疑核等，这些神经核或位于网状结构内，或与网状结构相邻。传统上，属于初级运动和感觉系统的神经核不归于脑干网状结构。

在脊椎动物，许多后脑神经核的解剖定位显示了高度模式化，表明在进化过程中的保守性[1]。研究发现，小鼠后脑网状结构主要分为 3 个部分：内侧巨细胞区、外侧小细胞区和位于两区之间的中间区。巨细胞网状核（gigantocellular reticular nucleus）与觉醒、随意运动和情绪活动有关[3]。中间网状核（intermediate reticular nucleus）主要参与内脏信息处理，细胞群与内脏感觉整合区有重叠[1]。在小鼠，已发现小细胞网状核（parvicellular reticular nucleus）与狩猎行为、疼痛和眨眼反射通路的协调有关[3]。

网状结构是神经系统发育早期的产物。文献报道，小鼠后脑网状结构神经元生成于胚胎期第 12～15 天[5]。同样起源于神经发生早期的脑干多种结构中，也包括脑神经运动核、听觉核和前庭核，以及与呼吸和心血管活动相关的神经元群[5, 9, 15]。图 13-1 显示了在成体小鼠脑干内网状结构 3 个部分分区与这些神经核的主要空间定位关系。在脑干内侧的纵向切面上（图 13-1A），中脑处有柱状的动眼神经复合体（3N、动眼神经副核），后方为中缝核（raphe）。在后脑中轴处，主要为巨细胞网状区，在其尾部的背侧分布有迷走神经背核（10N）和舌下神经核（12N），腹侧有下橄榄核。在脑干，距中线外侧 0.84mm 的纵向切面上（图 13-1B），中脑处有椭圆形的红核，红核由中脑网状结构所环绕。在后脑中轴处，分布有中间网状区，其头背侧为前庭核，与平衡觉有关。在中间网状区的腹侧，前方有面神经核（7N），后部为外侧网状核（lateral reticular nucleus，LRN）。外侧网状核是一个大神经核，位于后脑腹侧，下橄榄核外侧，这一神经核主要参与调节运动功能[3]。研究发现，外侧网状核接受前庭核、红核、脊髓的输入，将整合信息传至小脑[11]。在脑干，距中线外侧 1.32mm 的纵向切面上（图 13-1C），小细胞网状区和中间网状区分别出现在后脑中轴的上、下方。小细胞网状区的头端为三叉神经运动核（5N），背侧为前庭核群，在前庭核的外侧为耳蜗核群。在中间网状区内，分布有长条形的疑核。疑核背侧栏细胞参与食管、咽、喉肌运动，腹侧栏含有支配心脏的神经元[3, 6, 12]。脑干网状结构内有与呼吸活动、心血管舒缩功能相关的神经元群，它们位于疑核腹侧，主要有 Bötzinger 和 pre-Bötzinger 呼吸神经元群，以及与血管张力相关的 A1/C1 去甲肾上腺素和肾上腺素能神经元群[13, 14]。

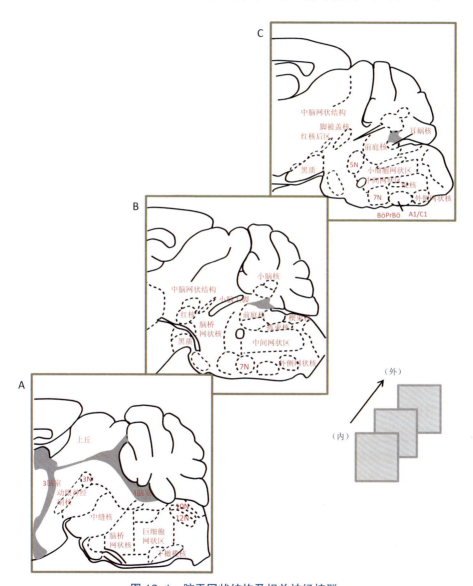

图 13-1　脑干网状结构及相关神经核群

A ～ C. 为成年小鼠中脑和后脑矢状切面图（由内至外）[10]，主要显示网状结构和相关神经核。
3N，动眼神经核；5N，三叉神经运动核；7N，面神经核；10N，迷走神经背核；12N，舌下神经核；
A1/C1，A1 去甲肾上腺素 /C1 肾上腺素细胞群；Bö PrBö，呼吸神经元群

　　网状结构具有广泛的局部和远端连接。中脑网状结构参与控制头部运动，许多后脑网状核发出纤维至小脑，网状核与基底核群纹状体、苍白球、黑质和红核之间有纤维联系。由网状结构发出的纤维通过网状脊髓束止于脊髓前角运动神经元，调节骨骼肌随意运动。在发生学上，网状结构属于神经系统中的古老部分，网状脊髓系统存在于从古脊椎动物到哺乳类的各个物种，并在进化中保留其基本结构和功能[4]。已发现，网状结构参与控制呼吸、心血管活动及其他功能活动的稳态过程。目前，对网状结构内部组织构成的了解有限，网状结构由多个神经核组成，神经核之间的非分离性质，结合核内全然不同的神经元类型，确定网状结构的特定功能仍极具挑战[4]。

第二节　亚克隆 -7

一、克隆形态及分区

　　在所分析的亚克隆中，克隆 -7 与前述的克隆 -9（纹状体样亚克隆）类似，两者均为非圆形、细胞分布密度中等的大克隆，但前者的形态有自身特点。克隆外形为长条状，前端较大，后部较窄，似拇指形（图 13-2A）。横径最宽处约为 2.2mm，长径大于 4.5mm。克隆内主要为中、小体积的梭形细胞、多角形细胞和圆细胞。其中以梭形细胞为主，细胞组成网状排列或方向不一的线形排列的基本架构，遍布整个克隆。亚克隆 -7 内也有分散的大细胞，呈单细胞或聚集分布。大细胞主要分为两类：一类圆形、椭圆形或梨形，HE 染色显示胞浆嗜酸性。这类细胞较多出现在克隆前端中部区域。另一类梭形或三角形，有一椭圆形、着色较浅的细胞核，胞浆着色亦浅，主要出现在克隆前端下部区域（图 13-2B）。在克隆后部近中轴处，有两条纵向平行的细胞线，两侧有散在分布的细胞聚集群（图 13-2C）。亚克隆 -7 的整体细胞结构均表现了网状架构的特点，但由于细胞类型和排列方式的差异，克隆内细胞形成了多个具有形态和结构特征的局部亚区。依据细胞结构特点，作者将亚克隆 -7 分为 6 个主要亚区：区域①至区域④位于克隆前半部分，各区大体上呈现由上向下的层状分布；区域⑤和区域⑥则主要位于克隆的后半部分（图 13-2D）。

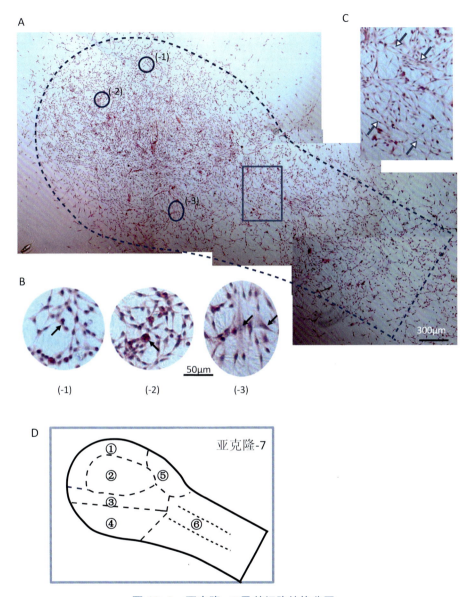

图 13-2　亚克隆 -7 及其细胞结构分区

A. 低倍镜下亚克隆 -7 全图（HE）。克隆外形呈拇指状（蓝虚线），细胞分布密度中等，由大量中、小体积细胞组成，呈网状或线状分布，其间有少量弥散分布的大细胞。图中 3 个小环区被放大至图 B。B. 3 个图显示上层区内代表性小圆细胞（B-1，箭头）、中间层大圆细胞（B-2，箭头）和下层区的大梭形细胞（B-3，箭头）。各图内均有较多的中、小体积梭形细胞，组成网络状结构。C. 图 A 中方框区放大图，箭头示克隆后半部分中轴处两条细胞线。D. 亚克隆 -7 细胞结构分区示意图区域①位于克隆前半部分的前上方，区内主要为中、小体积的梭形细胞和圆细胞，组成网状构型（中小细胞区）。区域②为一近椭圆形结构区，位于克隆中部，1 区后下方。与 1 区相比，2 区内细胞密度较高，有较多的圆形或近圆形大细胞（大圆细胞区）。区域③位于 1 区和 2 区的下方，是一水平向窄条状结构区，区内细胞主要形成横向的索状排列（条形区）。区域④位于克隆前半部分的下方，紧邻条状结构的 3 区。3 区和 4 区之间分界不明显，后者的特点是区内细胞大多呈垂直向的线状排列。此外，这一区域内有较多聚集的大梭形细胞和少量大圆细胞（大梭形细胞区）。区域⑤为克隆上方中部的一个区域，区内细胞稀疏（稀疏细胞区）。区域⑥包括克隆后半部分所有其他结构区（后部区）（图 13-2A，D）。

二、微型结构区或微型细胞群

在克隆前半部分的 3 个区域内（区域②～④），细胞除了组成网状基本架构外，也在不同区域内形成了具有不同形态和结构特征的微型细胞结构区或微型细胞群。由于细胞分布相对稀疏，部分微结构在二维平面图上能被清楚地识别。

在区域②，细胞主要组成了 3 个微结构区。这 3 个微结构区域各具形态特征，但空间排列有序，由左向右分别为椭圆形微结构区（2a）、杯状微结构区（2b）和心形环微结构区（2c）（图 13-3）。2a 区椭圆形的周边主要由圆细胞组成，而 2c 区的心形环则由一列线状排列的梭形细胞形成。两区之间为 2b 区，外形似杯状。

2a 是一个垂直向的椭圆形微结构区（图 13-4A）。与周围区域相比，这一结构内有较多大小不一的圆细胞，细胞呈弥散或聚集分布。圆细胞也分布在椭圆形结构区周边，形成 2a 区的边缘和延伸区（图 13-4A）。在大细胞中，有少量外形独特的梨状细胞，HE 染色显示胞浆嗜酸性（图 13-4B）。结构区内细胞形成涡流型排列，另有伸向不同方向的线状排列细胞，主要为呈横向和纵向排列的数条细胞线（图 13-4A，C）。

2b 微结构区在 2a 区的右侧，区内以梭形细胞为主，形成数条垂直向分布的细胞带（图 13-4D）。中部细胞带分布于上下两个对称的小细胞环周围，形成一双环结构，外形上类似于一副垂直放置的眼镜架（图 13-4D，E）。

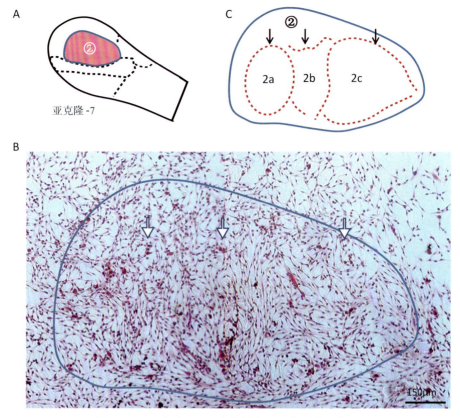

图 13-3　亚克隆 -7 区域②的分区及主要微细胞群

A. 区域②在亚克隆 -7 的局部定位。B. HE 染色的光镜照片，显示 2 区（蓝线）及区内三个微型
细胞群或微型结构区（箭头）。C. 2 区及 3 个微结构区的示意图，由左向右分别为椭圆形微结
构区（2a）、杯状微结构区（2b）和心形环微结构区（2c）

　　2c 微结构区位于 2 区的最右侧，外形似一个右向的心形环，环内细胞主
要组成 3 个形态各具特征的微细胞群 n1 ～ n3（图 13-5A，B）。其中，n1、
n2 微细胞群位于 2c 区中层，n3 微细胞群位于 n1 和 n2 的下方。n1 的外形及
内部细胞均排列为山丘状，n2 的细胞则排列为 3 个不同方向的弯管状。从形
态上推断，n1 和 n2 微细胞群与内耳的听觉（耳蜗）和前庭器官（3 个半规管）
相似。n3 微细胞群是由梭形细胞连接形成的一个圆形结构和它上方的帽状结
构组成（图 13-5C）。在 n3 的中部和右下方，有大小不等的圆细胞，HE 染
色胞浆嗜酸性。圆细胞在 n3 内呈弥散或聚集分布。

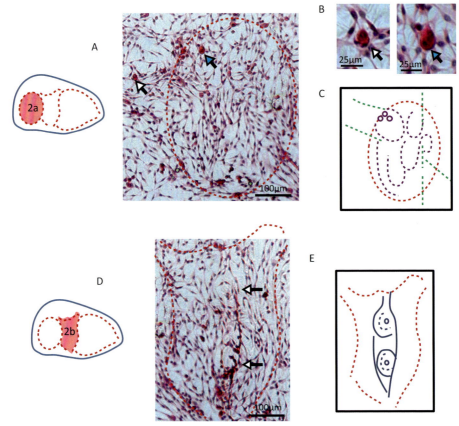

图 13-4　微型细胞群 2a、2b 的分区与细胞结构

A. 2a 在 2 区的定位示意图（左）和 2a 的光镜照片（右，HE），图中红色虚线示 2a 区外围。2a
细胞以梭形和圆形为主，有少量梨形大细胞（箭头）。区内细胞呈涡流型分布或呈垂直向和斜
向的线状分布。B. 图 A 中箭头所指梨形细胞放大图。C. 2a 的细胞结构示意图。红色虚线示 2a
区外围，紫色示涡流型排列的细胞，绿色示线状排列细胞。D. 2b 在 2 区的定位示意图（左）和
2b 的光镜照片（右，HE），图中红色虚线示 2b 区外围。2b 细胞以垂直向流线型排列为主，中
部细胞形成双环结构（箭头）。E. 2b 内双环结构示意图

　　在区域③和区域④内，亦有多个各具形态和局部结构特点的微型细胞群。
在长条形的区域③内，由左往右分别有近方形的微细胞群 3a、菱形微细胞群
3b、椭圆形微细胞群 3c，以及位于 3 区右上方的长叶片状微结构区 3d（图
13-6）。在区域④内，则有外形似弓状的微细胞群 4a（图 13-6）。

　　3a 是一较大的方形微细胞群，上半部分位于 3 区，下半部分延伸至 4 区。
区内主要为多角形细胞和梭形细胞，呈网状或弧线状排列，在中部组成一个
面状的分布。在微型结构区内，也有弥散分布的中等大小圆细胞。3a 外围亦

由多角形细胞和梭形细胞组成（图 13–7A，B）。

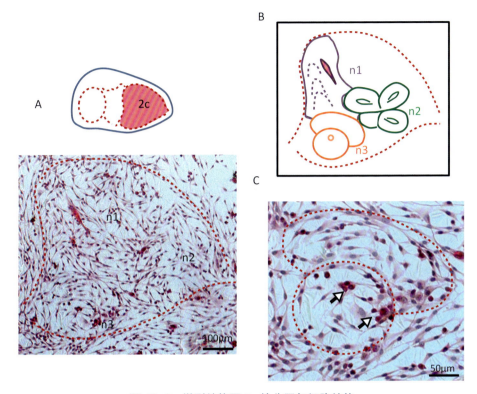

图 13–5　微型结构区 2c 的分区与细胞结构

A. 2c 在 2 区的定位示意图（上）和 2c 的光镜照片（下，HE），图中红色虚线示 2c 外围。2c 区内细胞主要组成 3 个微细胞群：左上方细胞分布为山丘状（n1），中部细胞排列为 3 个弯管状（n2），左下方细胞则形成一个圆形加上方的帽状结构（n3）。B. 2c 区 3 个微细胞群 n1 ～ n3 的形态及分布示意图。C. n3 微细胞群的光镜放大照片（HE）。红色虚线示梭形细胞组成的圆形和上方的帽状结构，箭头示大、小不等的圆细胞，胞浆嗜酸性

　　3b 菱形微结构由大量梭形细胞组成，位于克隆前半部分中部。3b 微结构前邻 3a，后方紧邻 3c 和 3d，上方与 2 区的 3 个微结构区 2a、2b 和 2c–n3 均相邻，下方则为 4a。由此可见，这一结构区几乎与所有亚克隆 –7 前半部分的主要微细胞群相邻。3b 微细胞群边缘较模糊，区内梭形细胞除形成网状架构外，主要形成了较密集分布的水平向细胞线，其间有分散的圆细胞（图 13–7A，C）。

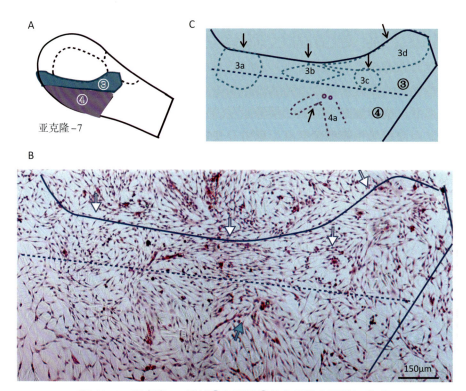

图 13-6　亚克隆 -7 区域③和区域④的分区及主要微细胞群

A. 区域③和区域④在克隆 -7 的局部定位示意图。B. HE 染色的光镜照片，显示 3 区和 4 区（蓝线）及区内主要微型细胞群（白、蓝箭头），虚线示两区之间模糊的分界。C. 3 区和 4 区的微型细胞群分布示意图。在 3 区内，由左至右分别为方形微细胞群 3a、菱形微细胞群 3b、椭圆形微细胞群 3c 及长叶片状微结构区 3d。在 4 区内，主要有弓形微结构 4a

　　3c 是亚克隆内最显眼的微结构，多种细胞组成由外向内的大、中、小 3 个细胞环。外环主要由大小不等的圆细胞组成，内含少量梭形细胞和多边形细胞；中环主要由梭形细胞组成；内环则由上、下两列中、小圆细胞组成。在内环中心处，是两个胞体呈星状的大细胞（图 13-8A，B）。3c 微细胞群位于亚克隆中央区域，不仅与 3 区的 3b 和 3d 微细胞群相邻，也靠近其他数个亚区，包括 2、4、5 和 6 区。外环周围有向不同方向伸展的线状排列细胞，使这一结构类似于一个联结不同区域的交通枢纽（图 13-8B）。

　　3d 长叶片状微结构位于 3 区的右侧，内部由线状排列的梭形细胞组成了至少 5 个微细胞群，呈两层排列，上方 3 个，下方 2 个（图 13-8A，C）。各细胞群以 1～2 个大细胞为核心，上层细胞群主要为菱形，下层细胞群为近方形或半环形（图 13-8C）。

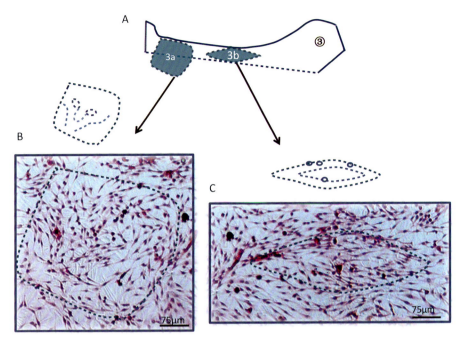

图 13-7　微型细胞群 3a 和 3b 的分区与细胞结构

A. 3a 和 3b 在 3 区内的定位示意图。B. 3a 的光镜照片（下，HE）和细胞结构示意图（上）。3a 外形为近方形，下半部分延伸至 4 区，其外围由单列多角形细胞和梭形细胞组成（蓝虚线）。区内细胞主要为多角形、梭形，并有少量圆细胞，细胞在中部形成面状分布。C. 3b 的光镜照片（下，HE）和细胞结构示意图（上）。3b 外形示菱形（蓝虚线），主要由梭形细胞连接的多条横向细胞线组成，其间有弥散分布的圆细胞

　　4a 是 4 区内最为突出的微型细胞群。细胞组成一个弓形结构，易于辨认。弓形结构加之其上方一列弧形细胞线，使这一区域外形类似于头状（图 13-9A，C）。结构内细胞主要为梭形、多边形和圆形，大小不一。这些细胞在弓形结构的上部大多呈交织弥散分布，而在其右下部则形成数条放射型细胞线，其间分布有大梭形细胞。这种梭形大细胞也分布于 4a 的左侧和下方区域（图 13-9B、C）。

　　上述各区的微型结构或微细胞群形态多样，细胞架构方式不一，但在整体上，细胞排列均表现了网状基本构型。在克隆内，各微细胞群局部排列有序，微结构之间有大量纵横交织的细胞线，说明各微细胞群在结构上既有其独立性，也是完整克隆的组成部分。

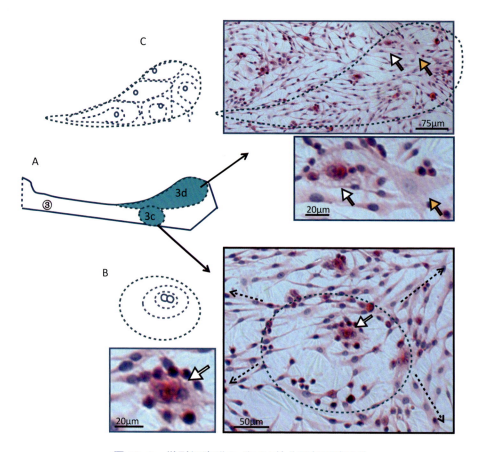

图 13-8   微型细胞群 3c 和 3d 的分区与细胞结构

A. 3c 和 3d 在 3 区的定位示意图。B. 3c 的高倍镜照片（右，HE）和细胞结构示意图（左上）。3c 外围为椭圆形（蓝虚线），细胞组成大、中、小 3 个环状结构。大环以中、小圆细胞为主，中环为梭形和多边形细胞，小环则一半为小圆细胞，一半为中等圆细胞。小环中心有两个星形大细胞（箭头）。大环周围有向不同方向伸展的细胞线（长箭头）。左下方小插图为放大的星形大细胞。C. 3d 的显微镜照片（右上，HE）和区内微细胞群结构示意图（左）。3d 外形似一大叶片（蓝虚线），区内由线状排列的梭形细胞构成了 5 个微细胞群，各细胞群内有 1～2 个胞浆嗜酸性的大细胞。右下方小图为一放大的微细胞群，显示带有放射状突起的圆细胞（白箭头）和大锥形细胞（黄箭头）

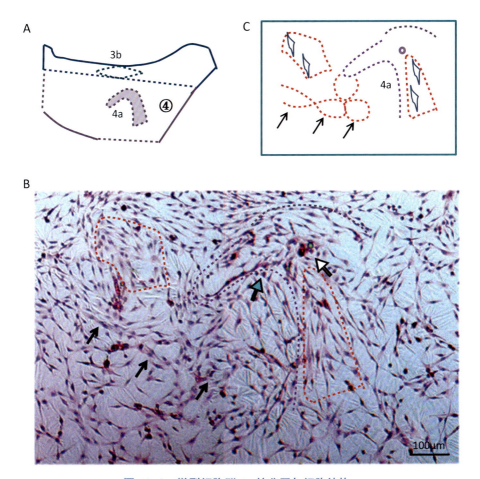

图 13-9 微型细胞群 4a 的分区与细胞结构

A. 4a 在 4 区的定位示意图,其上方与 3b 相邻。B. 区域④内主要微型细胞群的显微镜照片
(HE)。蓝箭头示 4a 弓形结构,紫色虚线示 4a 与上方一列梭形细胞形成的头状区,其中分布有
圆形大细胞(白箭头)。4a 后方或右侧区内细胞形成多条放射状细胞线,内有较多的大梭形细胞
(红虚线)。梭形大细胞也出现在 4a 的左侧和下方。在左侧,细胞组成一个梯形结构(红虚线),
在下方则形成弯曲的带状分布(小箭头)。C. 4a 及邻近区域细胞结构示意图,红色虚线示大细
胞分布区

第三节　类网状结构的鉴定

对亚克隆–7 的检测发现了与网状结构相关联的几项经典特征：克隆的长条状外形，细胞组成的网络状基本结构，以及其中分布的大量微型细胞群或微型核群，这些表明亚克隆–7 重演了网状结构的早期形成。

值得注意的是，在亚克隆–7 内出现的多个微型结构和微型细胞群均具有各自独特的形态和细胞结构特征，部分结构极具象征性。这提示有可能对这些微细胞结构区进一步鉴定和分析，并有可能以此揭示在网状结构早期分化过程中形成的不同神经核群。进一步分析比较了亚克隆–7 的微型结构与小鼠脑干网状结构及相关神经核的对应关系，重点在对比双方结构的形态、地形特征或空间分布，以及细胞结构。基于亚克隆–7 前体细胞的原始祖细胞生物特性，所分析的脑干相应神经核主要集中于神经发生早期的分化产物，但并不仅仅局限于传统意义上的网状结构核群。

一、区域②微结构与中脑和后脑头端神经核的对应比较

首先，我将亚克隆–7 的左、右两侧设置为前后向，并将区域②内呈前后向分布的 3 个微型细胞群 2a、2b 和 2c 与脑干内数个预选神经核进行了对照（图 13–10）。在亚克隆–7 内，最先被鉴定的一个微结构为 2 区的 2a。这一微型结构区外形椭圆，区内细胞排列成涡流样结构，或排列为不同方向的细胞线。在前述的几个亚克隆中，2a 区的形态与基本细胞结构与亚克隆组–1 中的 C1 和 C2（类红核亚克隆）相似，但两者大小悬殊，细胞密度不同。检查小鼠脑干，红核位于中脑，由中脑网状结构所环绕。这一解剖定位与 2a 区位于亚克隆前方中部极好吻合（图 13–10A，B）。然而，不同于红核及类红核的高细胞密度，区域 2a 与周围区域边界并不非常清晰，区内细胞亦主要组成网状基本构型。因此，这一区域更像是亚克隆内一个具有红核外形、早期细胞架构的局部微区域，与周围结构区之间表现了广泛的联系。2a 区的存在及其特殊结构说明，在亚克隆–7 的形成过程中，这类区域的出现，可能是为了确定某一特定结构，如红核，在完整克隆内（类网状结构中）的局部位置，以及与周围结构之间的联系。我将区域 2a 定义为在亚克隆–7 内的

红核相关结构区或关联区。

与 2a 区类似，2b 和 2c 区也与特定神经核相关联。2b 区位于 2a 区之后，在此区中部，细胞组成一双环结构和数条纵行分布的细胞线，暗示这一区域与眼球活动之间的可能联系（图 13-10A）。在脑干，分布有控制眼球运动的神经核：动眼神经核（3N）、滑车神经核（4N）和展神经核（6N），它们均为神经系统发育早期的产物。其中，3N 位于中脑上丘水平，是一柱状神经核；4N 位于 3N 尾部，是一小柱状神经核。检查小鼠脑干，在中脑矢状面上，3N 位于红核内侧，靠后方区（图 13-10B）。这一空间定位与 2a 和 2b 区在亚克隆的分布相对应（图 13-10A）。基于 2b 区的细胞结构和地形特征，我将 2b 区确定为"眼球运动神经核相关结构区"或"3N 关联区"。

2c 区的微型结构包括由梭形细胞环绕形成的心形环，以及环内的 3 个微细胞群 n1、n2 和 n3（图 13-10C）。n1 和 n2 的外形分别类似于内耳的耳蜗管和 3 个半规管，由此推测 n1 和 n2 细胞群可能与后脑内的耳蜗核和前庭核有关。在脑干，耳蜗核和前庭核分布于后脑头端或由头端向后延伸（如前庭核）。前庭核位于后脑背外侧缘，耳蜗核位于前庭核外侧（图 13-10D）。这一分布与 2c 区内 n1 位于 n2 前方偏上有所差异（图 13-10C，D）。但研究也发现，耳蜗核和前庭核均为神经系统发育早期的产物，最初，耳蜗核分布于前庭核的背侧，以后转移至前庭核的外侧[8, 15]。耳蜗核和前庭核在发育期的上下定位与 n1、n2 微细胞群在 2c 区的分布显示了一致性。

2c 区的 n3 由一圆形结构与其上方的帽状结构组成。n3 紧邻 n1 和 n2，位于 n2 前下方（图 13-10C）。检查小鼠脑干，在前庭核的前下方有椭圆形的三叉神经运动核（5N），而在运动核的外侧，则为三叉神经感觉主核（图 13-10D）。感觉核在胚胎早期亦位于运动核背侧[8]。n3 的圆形、帽状细胞群的外形和分布与三叉神经运动核和感觉核对应。三叉神经运动核支配咀嚼肌，感觉核传入纤维传导面部精细触觉，包括触须。

基于上述 2c 区 3 个微细胞群与后脑头端 3 个神经核群在形态和区域分布方面的一致性，我将 n1、n2 和 n3 分别确定为耳蜗核、前庭核、三叉神经运动核和感觉核关联区。

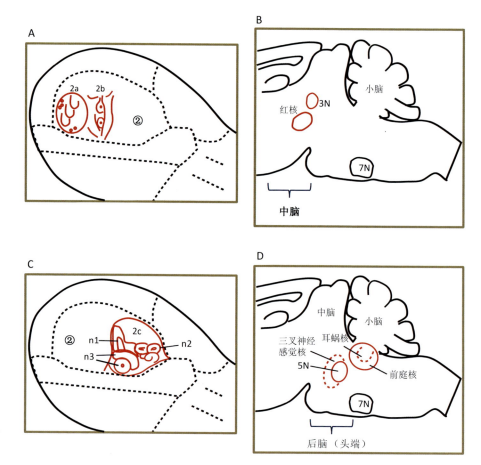

图 13-10   亚克隆 -7 区域②内微型结构与中脑和后脑头端神经核的定位比较

A、C. 左列两个示意图显示两组微型结构 2a、2b（A），以及 2c（C）在克隆 -7 的局部定位，其中 2c 包括 n1 ～ n3 微细胞群。B、D. 右列两图为脑干矢状面示意图，分别显示与左图中微结构区相对应的两组神经核。图 A 中，2 区前端的 2a、2b 分别对应于图 B 中中脑的红核和眼球运动神经核（3N）；图 C 中，2 区后端的 3 个微细胞群 n1、n2 和 n3 分别对应于图 D 中，后脑头端的耳蜗核、前庭核和三叉神经运动核（5N）/三叉神经感觉核。其中，耳蜗核（虚线）位于前庭核外侧，三叉神经感觉核（虚线）位于运动核外侧

二、区域③、④微结构与后脑尾端神经核的对应比较

区域③位于亚克隆中部，呈长条状。这一区域具有后脑网状结构中间区的分布特点。3 区内主要有 4 个微型细胞群 3a、3b、3c 和 3d。前 3 个细胞群外形分别为方形、菱形和椭圆形（图 13-11A）。在小鼠脑干矢状面示意图上，

后脑中部腹侧有近方形的面神经核，其后上方为长条形的疑核，疑核后下方是椭圆形的外侧网状核（图 13-11B）。疑核的头部亦称后面核 [3, 6]，形成于小鼠胚胎期第 11 天，外侧网状核形成于胚胎期第 12 天 [7]。疑核参与吞咽、发声等特殊内脏活动，也有可能参与心脏功能调节 [3, 6, 12]。外侧网状核主要参与整合运动信息，调节运动功能 [11]。比较形态和局部分布特点，3a、3b 和 3c 分别与后脑面神经核、疑核和外侧网状核相对应，表明这 3 个微细胞群分别为 3 个神经核的相关结构区。有趣的是，面神经核（7N）主要控制面部表情肌，这种功能特性有可能解释在 3a 微结构内细胞组成的特征性面状分布（图 13-7B）。

3d 微结构区位于 3c 的后上方，区内包括 5 个可辨认的微细胞群，上方 3 个呈菱形，下方 2 个近方形（前）和半环形（后）（图 13-11C）。对照小鼠脑干，在外侧网状核的上方分布有迷走神经背核（10N）和舌下神经核（12N）（图 13-11D）。这两个神经核均为运动核，起源于胚胎期第 12 天或更早 [5]。10N 支配平滑肌、心肌等，12N 支配舌肌。从形态和区域分布特点判断，在 3d 结构区内，位于后下方的半环形微细胞群与延髓后端的 12N 相对应；其前方的近方形微细胞群，则可能为 10N 相关结构区。3d 内各微型细胞群均有其形态和结构特点，区域排列亦整齐有序。在后脑尾端背侧，也分布有复杂的神经核群，主要包括与内脏感觉相关的孤束核，以及与肌肉、关节等深感觉有关的楔束核和薄束核。有关 3d 内其他微细胞群与后脑背侧神经核的对应关系尚不明了，但 3d 区的多细胞群结构与后脑尾端背侧的多神经核分布显然具有一致性。

在 4 区，主要的微型结构为 4a，是 4 区内外形呈弓状的细胞群，其上方紧邻 3b，即亚克隆 -7 内的疑核相关结构区（图 13-11E）。在后脑，疑核腹侧有与呼吸活动、心血管舒缩功能相关的神经元群（图 13-11F）。4a 结构区在亚克隆内的定位，与这一内脏运动区相对应。从形态上分析，4a 细胞群的弓状外形与胚胎期心脏上方的动脉弓相似。动脉弓内有压力、化学感受器，可感受血管张力和血液 CO_2 改变，将信息传至延髓呼吸中枢，参与调节呼吸和心血管活动。在区域 4 内出现的弓形结构，有可能说明这一区域与后脑内呼吸和心血管运动区之间的联系。

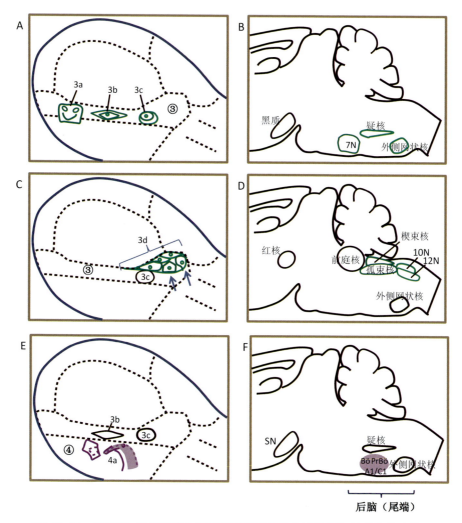

图 13-11 亚克隆 -7 区域③和区域④的微型结构与后脑神经核的定位比较

A、C、E. 左列三图显示三组微型结构 3a、3b、3c（A），3d（C），和 4a（E）在亚克隆 -7 的局部定位。其中，3d 由多个微细胞群组成。B、D、F. 右列三图为脑干矢状面示意图，分别显示与左列三图中微型结构相对应的三组神经核。图 A 中的 3a、3b 和 3c 在形态和分布上对应于图 B 中后脑腹侧的面神经核（7N）、疑核和外侧网状核；图 C 中 3 区后上方的 3d 多细胞群在形态和分布上与图 D 中后脑背侧的多神经核区相对应，箭头示近方形和半环形微细胞群；图 E 中，微结构 4a 位于 3b 下方，其局部定位对应于图 F 中疑核腹侧的呼吸和心血管运动区（Bö PrBö、A1/C1）

三、亚克隆 -7 与脑干网状结构区的比较

综合上述微型细胞群的分析结果，接下来对克隆 -7 主要亚区与脑干网

状结构区进行了对比。图 13-12A，B 分别为脑干矢状面和冠状面示意图，结合了网状结构主要分区，包括中脑网状结构、后脑外侧的小细胞网状区、内侧的巨细胞网状区和位于两者之间的中间区。图 13-12C 则为亚克隆 -7 的分区图（区域①～⑥），图中包括部分代表性微细胞群：2a（红核关联区）、2c-n3（5N 关联区）和 3c（外侧网状核关联区）。这 3 个微细胞群所关联的神经核分别位于中脑（红核）、后脑前端（5N）及后脑尾端（外侧网状核）。基于各区空间分布和所鉴定的微型细胞群，区域①和区域②的前半部分与中脑网状结构对应，后半部分则对应于后脑头端网状结构。区域③和区域④与后脑尾端网状结构相对应，但在克隆内，这两个区域的地形分布与后者并不一致。3 区和 4 区位于亚克隆中层和下层，并非后部，这很可能是由于亚克隆的单细胞起源和早期原始细胞分化特性。从细胞成分考虑，亚克隆区域①以中、小体积细胞为主，可能部分与后脑网状结构小细胞区对应；而区域④内出现成群的大梭形细胞说明，此区亦有可能对应于后脑网状结构巨细胞区。区域③和区域④内出现的微细胞群则表明这两个区域与网状结构中间区的联系。需要指出的是，在亚克隆内，区域①、③、④呈现的上、中、下层状分布，与胚胎后期或出生期后脑网状结构三部分的外、中、内分布有所差异，但与后脑网状结构在发育早期的层流状分布则表现了一致性[8]。最后，对照结构区形态和区域分布特征也表明，亚克隆 -7 的区域⑤和区域⑥很可能分别为小脑和脊髓相关结构区（图 13-12A，C）。

亚克隆 -7 是由 NEMP 来源的单一前体细胞克隆分化形成。由于是在二维平面的生长分化条件下，亚克隆不仅具有网状结构的条状外形、网络状基本细胞架构，也包括多种能够辨别的微型细胞群或微型核群。这一发现，明确支持克隆 -7 的类网状结构生物特性，也首次揭示了原始网状结构单一祖细胞的存在。在亚克隆内，基于细胞空间排列和组织构型特征，鉴定了多个类似于中脑和后脑的神经核或神经核关联区。它们包括红核、动眼神经核（中脑）、耳蜗核、前庭核、三叉神经运动核和感觉核（后脑头端），以及面神经核、疑核、外侧网状核和可能的呼吸、心血管神经元群（延髓）等。在哺乳类中，这些神经核都始源于神经分化的早期阶段，但传统上大多不属于网状结构。其中，红核、动眼神经核、三叉神经运动核、面神经核和疑核等主要与运动和运动调节功能有关，耳蜗核和前庭核与听觉和平衡觉有关。在亚克隆 -7 内，这些神经核关联区的出现，从细胞层面说明网状结构也是这些神经核之间相互联系的重要结构和功能基础，这将重塑网状结构或原始网状结构的定义。

在成年期，中脑和后脑网状结构分别位于脑干的头尾两端。在亚克隆 –7 中，中脑、后脑网状结构关联区则更为集中，如 3、4 区位于 2 区下方。此外，克隆内大多数细胞亦具有神经前体细胞或早期神经元的形态。然而，这些细胞的组织构型和地形分布类型，符合预期中亚克隆 –7 的类原始网状结构生物特征。

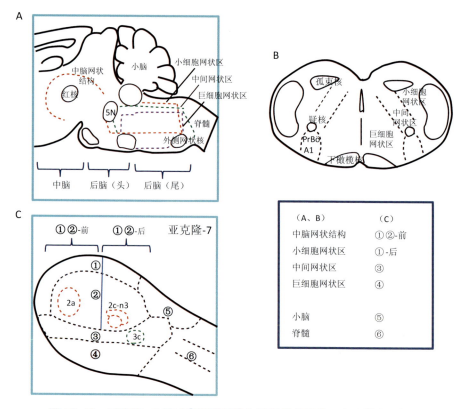

图 13–12　亚克隆 –7 区域①至区域④与脑干网状结构区定位模式比较

A. 脑干网状结构区示意图，显示网状结构在中脑、后脑头端和后脑尾端的分布，各区段内包括部分相关神经核。注意：在后脑，网状结构的小细胞区、中间区和巨细胞区位于外、中、内侧，在这一矢状图中，三部分区域有重叠。B. 通过后脑疑核的脑干冠状面示意图，显示小细胞网状区（外）、中间网状区（中）和巨细胞网状区（内）。C. 依据代表性微结构对克隆 -7 的分段 / 分层示意图：1、2 区前部（①②- 前）与图 A 中的中脑网状结构对应；1、2 区后部（①②- 后）对应于后脑头端网状结构区；3 区、4 区与后脑尾端网状结构区对应。在亚克隆内，区域①（小细胞区）、区域③（中间区）和区域④（大细胞区）呈现上、中、下的层状分布

参考文献

[1] Gray P A. Transcription factors define the neuroanatomical organization of the medullary reticular formation[J]. Front Neuroanat, 2013, 7: 7.

[2] Brodal A. The reticular formation of the brain stem: anatomic aspects and functional correlations[M]. (Oliver and Boyd, Edinburgh), 1957.

[3] Schroder H, Moser N, Huggenberger S. Neuroanatomy of the mouse[M]. (Springer, Switzerland), 2020: 108

[4] Brownstone R M, Chopek J W. Reticulospinal systems for tuning motor commands[J]. Front Neural Circuits, 2018, 12: 30.

[5] Altman J and Bayer S A. Development of the brain stem in the rat. I. Thymidine-radiographic study of the time of origin of neurons of the lower medulla[J]. J Comp Neurol, 1980, 194: 1-35.

[6] Sturrock R R. A comparison of age-related changes in neuron number in the dorsal motor nucleus of the vagus and the nucleus ambiguus of the mouse[J]. J Anat, 1990, 173: 169-176.

[7] Bourrat F, Sotelo C. Early development of the rat precerebellar system: migratory routes, selective aggregation and neuritic differentiation of the inferior olive and lateral reticular nucleus neurons[J]. Arch Ital Biol, 1990, 128: 151-70.

[8] Nichols D H and Bruce L L. Migratory routes and fates of cells transcribing the wnt-1 gene in the murine hindbrain[J]. Dev Dyn, 2006, 235: 285-300.

[9] Gray P A, Hayes J A, Ling G Y, et al. Developmental origin of preBotzinger complex respiratory neurons[J]. J Neurosci, 2010, 30: 14883-14895.

[10] Paxinos G, Franklin K B J. The mouse brain in stereotaxic coordinates[M]. 5th edn. (Elsevier Academic Press, San Diego), 2019.

[11] Alstermark B, Ekerot C. The lateral reticular nucleus: a precerebellar centre providing the cerebellum with overview and integration of motor functions at systems level. A new hypothesis[J]. J Physiol, 2013, 591: 5453-5458.

[12] Bieger D, Hopkins D A. Viscerotopic representation of the upper alimentary tract in the medulla oblongata in the rat: the nucleus ambiguus[J]. J Comp Neurol, 1987, 262: 546-562.

[13] Hirsch D, Kohl A, Wang, Y, et al. Axonal projection patterns of the dorsal interneuron populations in the embryonic hindbrain[J]. Front Neuroanat, 2021, 15: 793161.

[14] Watson C, Paxinos G, Puelles L. The mouse nervous system[M]. 1st edn. (Elsevier Academic Press, San Diego), 2012: 416-417.

[15] Diaz C, Glover J C . The vestibular column in the mouse: a rhombomeric perspective[J]. Front Neuroanat, 2022, 15: 806815.

第 14 章 结束语

在前期研究中，已发现 NEMP 在体外的单细胞分化能够形成原始类脑器官亚克隆[1]。目前的研究则进一步揭示了 NEMP 来源的祖细胞通过克隆分化，也生成了类原始基底神经节及相关神经核的多个亚克隆，包括类纹状体 / 杏仁体、类黑质 / 被盖腹侧区、类红核组及类网状结构亚克隆。对这些类神经核的鉴定，主要包括亚克隆的形态、区域性分布及细胞成分和组织构型。在二维平面的细胞培养条件下，经过 7 天的分化，所形成的类神经核亚克隆的外形和区域分布，大都与胚胎后期或出生后小鼠脑内的对应物近似，这是确定亚克隆类神经核特征的重要形态结构依据。这种以特定神经核的外形、地形分布为特征的克隆分化，反映了亚克隆祖细胞（NEMP）具有组织者样的生物特性。在这些亚克隆内，大多数细胞较为原始，具有神经祖细胞或神经元前体细胞的形态，但细胞的整体排列和分布高度有序，组织构型多样，在二维平面框架内形成清晰可辨的微型结构。部分亚克隆内，出现神经核特异性的早期神经元类型。这种细胞和组织构型的特异性，则构成对不同亚克隆鉴定的细胞结构依据。

与我早期的预测有所不同，被鉴定的亚克隆并非仅对应于传统概念中的某一神经核，如纹状体（尾 – 壳核）、黑质或红核等。常见的情况是，在一个亚克隆内，鉴定出了数个神经核结构域。比如，在亚克隆 –9，鉴定了纹状体（尾 – 壳核）、苍白球、伏隔核、无名质 / 基底核（Meynert）和杏仁体样多个结构区；在亚克隆 –2，则鉴定了黑质致密部、网状部和被盖腹侧核样结构区。另一种情况是，在不同的亚克隆中，发现了类似的神经核结构区。如类红核或红核相关结构区，被分别鉴定在亚克隆 –1（类红核组）和亚克隆 –7（类网状结构）中。第一种情况说明，不同的神经核群在解剖学上大都相邻，能够始源于一共同的祖细胞。第二种情况则说明，同一神经核的形成有可能涉及数种祖细胞的参与。在后一种情况下，有可能存在占优势的祖细胞。第三种情况出现在亚克隆 –7（类网状结构）。在这一亚克隆中，检测到多个传统上不属于网状结构的神经核相关结构区，从细胞层面说明网状结构有更为广泛的结构和功能联系。无论属于何种结构组成，上述发现均证实了 NEMP 的一个重要生物特性：通过克隆分化，产生原始基底神经节及多种相关神经核群。

在上述鉴定的类神经核中，各亚克隆所对应的神经核如纹状体、黑质、红核和网状结构等，在种系发生上都属于比较古老的成分，主要与肌肉活动和运动整合功能有关。研究者已指出，在进化过程中，这些神经核依然保留其基本结构和功能，并与大脑皮质各区域之间发展了广泛、复杂的密切联系[2, 3]。目前的发现揭示了各原始神经核前体细胞的存在，以及神经核群的基本细胞组成、组织结构和相互间的潜在联系。这将有助于解释在哺乳类和人体胚胎发育过程中相关神经核群的形成，如它们的细胞起源、早期分化及神经核之间逐级发展的多层、复杂联系。

值得注意的是，在亚克隆内，检测到两类重要的神经元群。第一类是在亚克隆 –9（类纹状体 / 杏仁体）发现的大细胞，具有基底前脑投射神经元或 Meynert 基底核神经元的早期形态特征。这些细胞主要分布在克隆 –9 的亚区②和亚区④（苍白球、无名质 / 基底核样结构区），以及亚区③和亚区⑤（伏隔核和杏仁体样结构区）的部分区域。这种分布与基底前脑胆碱能神经元群（Ch4）在脑内的分布极为近似[4, 5]。研究已发现，在阿尔茨海默病，基底前脑胆碱能神经元出现萎缩和变性，是最早出现结构、功能受损的细胞[9, 10]。第二类出现在亚克隆 –2（类黑质 / 被盖腹侧核）。这一克隆的亚区①（密集区）内大量细胞具有早期黑质神经元的形态特点。而在帕金森病，黑质致密部大量多巴胺神经元则出现变性丢失[9]。在胚胎发育阶段，基底前脑胆碱能神经元（Ch4）和中脑黑质多巴胺神经元均始源于神经发生的早期阶段[6, 7]。在亚克隆检测到这两类细胞的早期类型与神经核群的原始身份相一致，也为基底神经节相关疾病组织的形成带来新的启示。

在前期的研究中已发现，虽然原始 NEMP 分离于成体肌肉组织，但将其早期增殖细胞包括胚胎期样肌母细胞植入骨骼肌后，作为胚胎期样干细胞多向分化的后果，产生了与不同疾病相关的组织成分[1, 8]。据此，我已提议，胚胎遗留干细胞在成体组织的存在很可能与骨骼肌变性疾病和肿瘤组织的形成有关[1, 8]。目前尚未检测 NEMP 来源的神经元在成体脑组织的分化命运。然而，在本研究中，发现 NEMP 分化为类原始基底神经节及数种重要神经元的能力，不仅证实 NEMP 作为基底神经节前体细胞的生物特性，同时提示，胚胎遗留干细胞在基底神经节或其中某一神经核的存在。未来检查原始胚胎期样干细胞在脑组织的分布、这一细胞的早期神经元分化及其与基底神经节疾病组织之间的潜在联系，将有可能揭示相关疾病的细胞起源及组织改变的新机制。

参考文献

[1] Qu-Petersen Z. Forming embryonic-like nervous tissues and organs by muscle-derived neuroepithelial myogenic progenitors[J]. Am J Psychiatry Neurosci, 2016, 4: 79-86.

[2] Smeets W J A J, Marin O, Gonzalez A. Evolution of the basal ganglia: new perspectives through a comparative approach[J]. J Anat, 2000, 196: 501-517.

[3] Olivares-Moreno R, Rodriguez-Moreno P, Lopez-Virgen V, et al. Corticospinal vs rubrospinal revisited: an evolutionary perspective for sensorimotor integration[J]. Front Neuroanat, 2021, 15: 68681.

[4] Northington F J, Kratimenos P, Turnbill V, et al. Basal forebrain magnocellular cholinergic systems are damaged in mice following neonatal hypoxia-ischemia[J]. J Comp Neurol, 2022, 530: 1148-1163.

[5] Zaborszky L, van den Pol A, Gyengesi E. The basal forebrain cholinergic projection system in mice[M]. In Watson C, Paxinos G, Puelles L (Eds.), The mouse nervous system. 1st edn. (Elsevier Academic Press, San Diego), 2012: 695.

[6] Bayer S A, Wills K V, Triarhou L C, et al. Time of neuron origin and gradients of neurogenesis in midbrain dopaminergic neurons in the mouse[J]. Experimental Brain Research, 1995, 105: 191-199.

[7] Sweeney J E, Hohmann C F, Oster-Granite M L, et al. Neurogenesis of the basal forebrain in euploid and trisomy 16 mice: an animal modle for developmental disorders in Down syndrome[J]. Neuroscience, 1989, 31: 413-425.

[8] Qu-Petersen Z, Anderson J L, Zhou S. Distinct embryonic and adult fates of multipotent myogenic progenitors isolated from skeletal muscle and bone marrow[J]. Cell Biol, 2015, 3: 58-73.

[9] Price D L, Whitehouse P J, Struble R G. Cellular pathology in Alzheimer's and Parkinson's diseases[J]. Trends Neurosci, 1986, 9: 29-33.

[10] Vogels O J, Broere C A, Laak H J, et al. Cell loss and shrinkage in the nucleus basalis Meynert complex in Alzheimer's disease[J]. Neurobiol Aging, 1990, 11: 3-13.

后　记

从二十世纪八十年代末，我开始了早期的研究工作。最初集中于运动诱发的肌肉损伤和传统疗法的促恢复效应，以后也包括和疾病相关的肌肉改变。大约十年后，我转向组织来源干细胞领域的研究工作。得益于我之前在骨骼肌方面的研究经历，我当时的工作主要为分离和鉴定骨骼肌来源的原始多能干细胞，并从中发展具有移植效率的肌肉前体细胞，以恢复损伤和疾病的肌肉组织。由于多能干细胞在成体组织的低频率分布，此项工作激发了之后发展更有针对性的细胞分离技术。在改进分离方法后，我从骨骼肌和骨髓分别获取了两种原始多能干细胞：胚胎期样神经肌肉干细胞和成体多能干细胞。前者是一种全新的成体来源胚胎遗留干细胞，因为它们是数种疑难疾病的潜在细胞起因。在这之后，胚胎期样干细胞便成为我研究工作的主要关注点。

本书论述的胚胎遗留干细胞是 2004—2017 年间，我在丹麦哥本哈根大学附属国家医院和哥本哈根的肌肉研究中心工作时，在成体多能干细胞研究领域的主要工作。而书稿的完成，则主要是在最近 5 年期间。其中，第二部分有关神经核图像的原始资料来源于我在哥本哈根期间的工作。

虽然本书写作于最近数年，但书中相关的大量研究工作已持续多年。我希望向所有关心、支持和帮助这一研究工作的个人和机构致以深切的谢意。我亦希望感谢成体多能干细胞、肌肉来源干细胞领域的多位学者，为这一研究工作提出的宝贵建议。最后，向辽宁科技出版社、出版社编辑和制作人员致以诚挚的感谢和敬意，尤其感谢责任编辑陈颖的热情帮助和对书稿的悉心编排。

2025 年 3 月 22 日